TRAITÉ

THÉORIQUE ET PRATIQUE

DES

Plaies d'Armes blanches.

Imprimerie d'Émile DURIEUX, Libraire, à Lille.

TRAITÉ
THÉORIQUE ET PRATIQUE

DES

Plaies d'Armes blanches,

A L'USAGE DES CHIRURGIENS D'ARMÉE,

PAR G. SCRIVE,

Professeur de Chirurgie à l'Hôpital Militaire d'Instruction de Lille.

Ouvrage couronné par le Ministre de la Guerre en 1843.
(Concours général.)

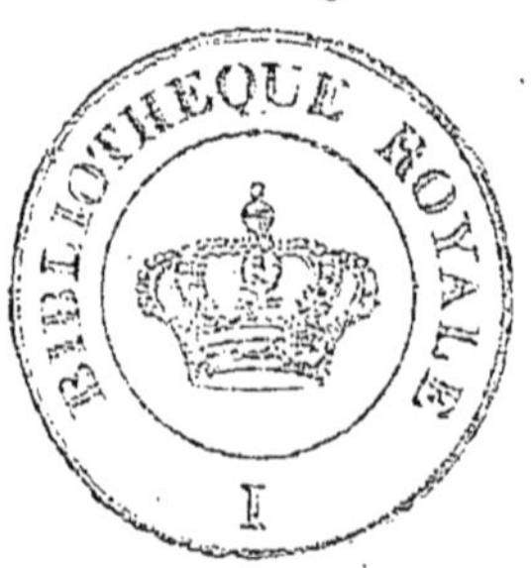

Medicus naturæ minister et interpres, quidquid meditetur et faciat, si naturæ non obtemperat, naturæ non imperat. BAGLIVI.

PARIS,

Chez FORTIN, MASSON et C.e, Place de l'École de Médecine.
— GERMER-BAILLIÈRE, rue de l'École de Médecine, 17.

LILLE,

Chez ÉMILE DURIEUX, Libraire-Éditeur, près la Bourse

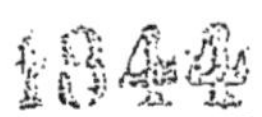

A LA MÉMOIRE

DE PERCY ET DE LARREY,

Tribut d'Admiration.

AUX PROFESSEURS DE L'HOPITAL MILITAIRE

de Lille,

MES PREMIERS MAITRES,

Témoignage de Reconnaissance.

AUX ÉLÈVES DES HOPITAUX MILITAIRES,

Dévouement.

AVANT-PROPOS.

Depuis quelques années, la sollicitude constante de l'administration à l'égard du corps de santé de l'armée de terre, s'est signalée par de grandes améliorations, pour lesquelles notre reconnaissance ne saurait être assez vive : Enseignement, solde, administration intérieure, tout a été l'objet d'un examen sévère, et rien n'a coûté pour placer les officiers de santé au rang que mérite une corporation savante aussi utile. Honneur donc aux hommes qui ont compris nos besoins et qui y ont si largement satisfait. Les fruits de cette conduite louable ne se feront pas long-temps attendre : Les études mieux dirigées et mieux encouragées formeront des médecins instruits, qui s'attireront bien vite la confiance de tous ; et l'armée, sous ce rapport, n'aura plus rien à envier aux autres nations Européennes.

Un nouvel encouragement vient encore de nous être donné : Sur la proposition du Conseil de Santé, le Ministre a décidé que chaque année, des questions, sujets de mémoires, seraient proposés aux trois professions qui constituent le corps d'officiers de santé, et que des médailles d'or récompenseront les meilleurs travaux. Je ne doute pas que mes collègues ne s'empressent de répondre à cet appel bienveillant par l'envoi de nombreux mémoires ; ce sera la meilleure manière de prouver au Ministre toute la reconnaissance que ses bienfaits doivent nous inspirer. Pour mon compte, en traitant le sujet de chirurgie proposé je n'ai pas eu d'autre but ; aussi, j'espère qu'en faveur du motif qui m'a dirigé, on me passera la faiblesse du travail.

La question posée est ainsi conçue : « Indiquer la nature des plaies d'armes blanches reçues dans les combats, leurs différences et leurs complications ; faire connaître les indications qu'elles offrent dans leurs différens états et les moyens propres à remplir ces indications selon les lieux et toutes les circonstances où l'on se trouve. On rattachera à ce dernier point les considérations relatives à la manière la plus convenable d'enlever les blessés des rangs des combattans et de les faire transporter, en obviant à toutes les difficultés que les lieux peuvent présenter. »

Les termes nets et précis de cette question ne peuvent donner lieu à aucune équivoque : On demande sur les plaies d'armes blanches un travail spécial, comme la pratique des chirurgiens d'armée dans les camps et sur les champs de bataille; et cette pratique est bien loin de ressembler à la pratique de nos grands hôpitaux, où tout est mis à contribution pour aider le praticien et soulager le malade!

Il faut avoir suivi les gens de guerre dans les mille phases de leur vie orageuse, pour se faire une idée des obstacles que le chirurgien militaire rencontre dans l'exercice de sa noble profession. Situations variées, circonstances multiples, surprennent l'homme de l'art au dépourvu et l'obligent à sortir de la route battue pour se livrer aux inspirations du moment : Tantôt, après un combat riche en pertes, les ambulances s'encombrent, le linge va manquer et des centaines de soldats blessés sont encore là, dévorant leur souffrance, et attendant un pansement et une consolation ; tantôt les pharmacies-cantines ont été enlevées par l'ennemi, ou épuisées; tantôt plus de vivres, plus d'abris, plus de moyens de transport; enfin tout manque, tout est à créer. Heureux encore, quand la victoire vient aider de son influence salutaire les efforts du génie. Mais qu'une défaite affligeante soit le résultat du combat, le tableau prend des couleurs plus sombres : les ressources échappées au pillage sont vite épuisées; le découragement s'empare des blessés, et la fièvre, allumée par des influences morales fâcheuses et par de grandes privations, achève de tuer ceux que le feu de l'ennemi a en partie épargnés. C'est alors que le rôle du chirurgien d'armée devient difficile et sublime en même temps : lui, homme sensible et compâtissant, a la douleur de voir succomber une foule de guerriers qu'il eût pu, dans des circonstances meilleures, conserver à sa patrie, et cependant devant ces grandes infortunes son courage ne doit pas faiblir ; bien qu'il soit pénétré de la gravité de la situation, rien dans ses paroles ni dans ses actions ne doit trahir le plus léger découragement. Infatigable à soulager la souffrance, il doit trouver dans son génie de nouvelles ressources. Aussi bientôt entre ses mains, s'il est digne, la mousse, le duvet des arbres, la bourre, l'étoupe, devient de la charpie; les plantes indigènes remplacent les médicamens exotiques qui font défaut ; le transport sur des chariots non suspendus est rendu moins pénible par la suspension des membres blessés au moyen de planchettes mobiles ; une eau corrompue filtrée par des appareils improvisés devient potable ; la viande de cheval, de mulet, sert à faire du bouillon ; l'instrument le plus grossier exécute les opérations; les objets les plus inutiles en apparence trouvent leur emploi ; enfin une parole d'espérance et de consolation relève les courages, et fait supporter un sort misérable avec une stoïque fermeté. Voilà la mission du chirurgien d'armée dans les momens de crise ! Que de qualités nécessaires pour être au niveau de cette mission !... On croirait à peine qu'un seul homme pût les réunir toutes, si l'histoire, en conservant à la postérité la vie militaire des Percy, des Desgenettes, des Larrey et de quelques autres médecins et chirurgiens remarquables, ne nous offrait pas des modèles accomplis.

Bien convaincu que le chirurgien d'armée doit avoir des connaissances spéciales en rapport avec la spécialité de ses fonctions, je me suis efforcé de réunir dans mon travail le plus grand nombre de règles et de préceptes applicables aux difficultés nombreuses et variées de la pratique de la chirurgie au milieu des camps et pendant les combats. Je sais bien que les circonstances de lieu, de temps, de ressources, etc., ne sont jamais les mêmes ; mais il y a toujours de l'analogie, et il suffit d'une légère modification à faire au précepte pour en rendre l'application facile à telle ou telle autre espèce particulière.

Tout en m'astreignant à rendre mon œuvre spéciale aux chirurgiens militaires, je n'ai rien négligé pour qu'elle soit aussi complètement que possible l'expression de l'état actuel de la science. Les matériaux, comme bien on pense, n'ont pas dû me manquer, et l'embarras a été de faire un choix convenable.

Dans le but de ne pas fatiguer le lecteur par des longueurs et des discussions théoriques peu intéressantes, j'ai placé en annotations les matières qui ne m'ont pas paru avoir une importance pratique immédiate : de cette manière on trouvera toute faite la séparation de ce qui est de première utilité d'avec ce qui présente un intérêt secondaire.

J'ai divisé mon sujet en *deux parties :* dans *la première,* j'examine *les plaies d'armes blanches en général*, et je traite, en autant de chapitres spéciaux :

1.° *De leurs phénomènes primitifs locaux, de leurs phénomènes locaux secondaires, de leurs phénomènes généraux et de leur marche* ;

2.° *De leurs accidens et complications;*

3.° *De leurs différentes espèces eu égard à leurs causes;*

4.° *De leur traitement.*

Dans la *seconde*, je considère *les plaies en particulier:*

1.° *Dans les divers tissus de l'anatomie générale;*

2.° *Dans les organes*, en suivant l'ordre topographique *de capite ad calcem.*

TRAITÉ

THÉORIQUE ET PRATIQUE

DES

PLAIES D'ARMES BLANCHES.

PREMIÈRE PARTIE.

DES PLAIES D'ARMES BLANCHES EN GÉNÉRAL.

§ I.er — *De leurs symptômes locaux et généraux.*

Les armes offensives employées à la guerre sont de deux sortes : les armes à feu et les armes blanches. Nous n'avons à nous occuper que du mode d'action des dernières.

Les armes blanches agissent le plus ordinairement, ou comme instrumens tranchants, ou comme instrumens piquants. Portées au sein de nos tissus, elles y produisent des solutions de continuité sanglantes, auxquelles on a donné le nom de *Plaies*.

Toutes les plaies par armes blanches, quels que soient leur forme, leur profondeur, leur siège et l'arme qui les a produites, présentent des caractères communs et fondamentaux, par l'examen desquels nous allons entamer leur histoire.

Trois phénomènes se manifestent quand une solution de continuité est opérée :

1.° *L'écartement* des lèvres de la plaie : cet écartement est le résultat de l'élasticité des parties et de leur contractilité ; il peut encore être la conséquence de la présence du corps vulnérant au sein de la division. Les tissus n'étant pas doués au même degré de propriétés élastiques et contractiles, l'écartement varie selon le siège des parties divisées : les muscles, la peau, le tissu cellulaire sont rangés au premier rang à cause de l'écartement considérable qui suit leur division ; ensuite viennent les artères et les veines. Les tissus adipeux, nerveux, fibreux et osseux se retractent peu ou point ; c'est ce qui fait que les organes formés par ces tissus dépassent le niveau général des plaies et les rendent irrégulières. L'attitude du blessé a aussi une grande influence sur le degré d'écartement des plaies : ce fait n'a pas besoin d'explication.

2.° *L'écoulement du sang* fourni par les vaisseaux divisés : cet écoulement est d'autant plus considérable qu'il y a lésion de vaisseaux plus volumineux ; une section nette le rend aussi plus abondant et plus difficile à étancher ; il est encore en rapport avec la vascularité de l'organe affecté et avec les conditions générales que présente le blessé ; il offre des différences de coloration, de mode d'écoulement, suivant qu'il provient des veines, des artères, ou simplement des vaisseaux capillaires.

3.° *La douleur* : elle est la conséquence de la lésion des filets nerveux ; son intensité est exactement mesurée par le degré de sensibilité naturelle et par l'état moral actuel de l'individu, la nature et le mode d'action du corps vulnérant ; le siège et l'étendue de la blessure sont autant de circonstances qui contribuent à la rendre variable.

Ces phénomènes, conséquences instantanées de la solution de continuité, peuvent être suivis immédiatement de la mort du blessé, qui arrive de trois manières : ou par le fait seul de la division des fibres d'un organe important et de l'interruption brusque de sa fonction, ou bien par un écoulement de sang trop considérable, ou enfin par l'introduction subite d'une certaine quantité d'air dans le système veineux. Je ne pense pas que l'excès de douleur puisse tuer dans les plaies par armes blanches; je n'en connais aucun exemple (1).

Si la mort n'arrive pas sous l'influence des causes dont nous venons de parler, aux symptômes primitifs succèdent bientôt les premiers phénomènes du travail réparateur, par lequel l'organisme doit rendre les parties continues de divisées qu'elles sont. Mais comme ce travail n'est pas toujours le même, que tantôt les lèvres de la plaie sont réunies sans production de suppuration, ou, comme le disait Galien, par première intention, et que tantôt la réunion ne s'opère qu'après la suppuration des parties divisées, nous devons une description spéciale à chacun de ces deux modes de guérison.

1.° *Phénomènes des plaies qui guérissent sans suppurer.*

Si la plaie se trouve dans les conditions favorables à ce mode de guérison, la réunion par première intention, conditions dont nous parlerons plus tard, voici ce que l'on observe : la douleur se calme et disparait bientôt ; elle peut-être remplacée par un sentiment de chaleur insolite et même d'engourdissement; l'écoulement de sang cesse ; il s'épanche entre les lèvres de la division une matière semi-liquide, analogue pour la couleur et la consistance à de la gelée de groseilles. Cette substance, qui a reçu les noms de suc nourricier, suc radical, lymphe coagulable, lymphe plastique, comble les vides qui existent entre les deux faces de la plaie; elle s'y organise rapidement, et devient en 24 heures une membrane aréolaire, qui adhère assez fortement aux tissus. Après deux ou trois jours, et moins quelquefois, cette membrane est pénétrée de vaisseaux nombreux qui fournissent une hémor-

(1) Dupuytren rapporte le fait d'un cordonnier qui se fit 360 blessures avec un tranchet, et la douleur ne le fit pas périr. On connait l'observation d'un individu qui survécut à huit ou neuf cents taillades de canif. Pour ma part, j'ai compté sur le corps de certains blessés, jusqu'à vingt et trente coups de sabre ; ce qui n'empêcha pas la guérison de s'opérer.

rhagie assez abondante, si l'on écarte de force les lèvres de la plaie déjà agglutinées. Plus tard les vaisseaux sont moins nombreux, mais les adhérences plus solides. Vers le sixième ou septième jour, la substance épanchée, semi-fluide d'abord, puis membraneuse, a acquis une résistance gale et peut-être supérieure à celles des parties qu'elle réunit; elle constitue une lame celluloso-fibreuse que des épingles à suture peuvent à peine traverser.

Quels sont les agens qui produisent cet élément de cicatrice, qui paraît du reste chimiquement composé de fibrine et d'albumine? Le tissu cellulaire serait pour beaucoup d'auteurs recommandables l'organe sécréteur de cette matière. Mais est-ce le seul agent de la réunion? Les vaisseaux capillaires divisés n'y apportent-ils pas leur contingent? Ce qu'il y a de bien remarquable, c'est que cette substance est la même partout : aux os, aux muscles comme à la peau, elle offre des caractères identiques; elle a pour but non-seulement de rendre continues deux parties séparées, mais encore de mettre en communication les vaisseaux d'un côté avec ceux du côté opposé, au moyen de nouveaux vaisseaux formés de toutes pièces dans son épaisseur (1).

Mais pour qu'il y ait production de cette matière plastique, est-il nécessaire qu'il s'établisse dans la plaie un mouvement in-

(1) Il est impossible de concevoir que les vaisseaux d'une lèvre s'inosculent avec ceux de la lèvre opposée. Quelqu'exact que soit le rapprochement, le sang qui s'écoule forme d'abord obstacle insurmontable, puis ensuite la lymphe plastique isole complètement un côté de la plaie de l'autre. Si donc, après la réunion par première intention, il y a passage du sang d'une lèvre de la division à l'autre, il faut admettre que c'est par l'intermédiaire de canaux de nouvelle formation. Or, ce passage du sang dont nous parlons a été mis en évidence par des expériences plutôt que par l'observation directe. Ainsi, Duhamel coupa en deux fois, à des époques assez éloignées, toute l'épaisseur des chairs de la cuisse d'un animal, et la circulation n'en continua pas moins de se faire au-dessous de la section; Boyer expérimenta de la même manière sur un losange de peau de la tête et obtint le même résultat.

flammatoire ? Hunter, qui n'avait pu trouver dans les phénomènes de la réunion par première intention les caractères ordinaires de l'inflammation, donna au groupe de ces phénomènes le nom d'inflammation adhésive. Quelques autres auteurs, voyant de l'analogie entre le développement des fausses membranes sur les séreuses enflammées et la sécrétion de la lymphe plastique, considérèrent l'inflammation comme la cause prochaine de cette sécrétion. Je ne pense pas que l'inflammation préside à ce travail ; qu'il y ait une irritation vive, une plus grande énergie vitale dans la partie blessée, je le veux bien ; mais qu'on appelle cela inflammation, ce n'est pas possible, car dans la plupart des cas on n'observe aucun des élémens constitutifs de cette modification morbide.

Les phénomèmes locaux que nous venons d'assigner à la marche d'une plaie qui guérit sans suppuration, sont dans des circonstances rares accompagnés de phénomènes généraux, comme de la fièvre, de l'inappétence, de l'excitation cérébrale qui peut aller jusqu'à un délire léger, de l'insomnie. Dans ces cas exceptionnels c'est à l'émotion causée par le coup, au trouble nerveux du moment de la blessure qu'il faut attribuer les désordres que présentent les grandes fonctions, plutôt qu'au travail réparateur; et la preuve : c'est que ces désordres persistent souvent quelque temps après l'entière cicatrisation de la plaie. On n'a du reste occasion de remarquer ces phénomènes généraux, que chez des individus irritables, à système nerveux très-impressionnable.

La réunion par première intention exige le concours de certaines conditions indispensables qui sont :

1.° Que la plaie ne renferme aucun corps étranger ; et il faut considérer comme corps étrangers les caillots de sang. Une légère couche de cruor n'est cependant pas toujours un obstacle à la guérison sans suppuration ; car l'expérience prouve

2

qu'une très-petite quantité de sang peut être absorbée, et permettre au travail de réunion de suivre ensuite sa marche régulière ;

2.° Que les lèvres de la plaie ne soient ni froissées ni contuses (1) ; qu'elles soient mises dans un contact parfait (2), et que la circulation du sang s'y fasse librement;

3.° Que la plaie soit récente et ait subi le moins possible le contact de l'air (3).

D'autres conditions moins immédiates favorisent ce mode de guérison : ainsi l'âge de l'individu; plus le sujet est jeune, plus facile est la réunion. Les saisons et les climats chauds sont plus avantageux que les climats tempérés et froids et les autres saisons. L'état général a aussi une certaine influence : une bonne constitution, une intégrité absolue de tous les organes aide puissamment la guérison sans pus, qui au contraire rencontre de grands obstacles dans une maladie générale, comme la syphilis, le scorbut, les scrophules ; dans une affection locale grave, telle que pneumonie pleurite, gastro-entérite, etc. Enfin il est certaines constitutions rebelles à toute réunion immédiate : la plus petite coupure produit dans ces cas, heureusement rares, de la suppuration, sans qu'on puisse assigner de cause plausible à un effet aussi étonnant; c'est une idiosyncrasie dont il faudra tenir compte quand elle s'offrira.

(1) Il existe des exemples de réunion sans suppuration de plaies d'armes à feu, qui sont, comme on le sait, éminemment contuses ; mais ce sont des exceptions que l'on a fort rarement occasion de rencontrer dans la pratique. J'ai été assez heureux pour observer la réunion par première intention d'une partie du trajet d'une balle, chez un officier de chasseurs.

(2) Notons que le contact parfait ne force pas la réunion immédiate; les lèvres d'une plaie, quelqu'exactement rapprochées qu'elles soient, peuvent pourtant suppurer.

(3) Il n'est pas absolument nécessaire que les parties divisées soient similaires pour qu'elles se réunissent; un muscle, par exemple, peut se réunir au tissu cutané, etc. (Cruvelhier).

Une partie peut être complètement détachée par une arme blanche. La réunion est-elle possible par le rapprochement de l'organe détaché? Comme, parmi les armes blanches, les instrumens tranchans peuvent seuls produire la séparation d'une partie d'avec le tout, nous renvoyons pour la solution de la question aux plaies par instrumens tranchans; disons seulement ici que, si une partie détachée peut être réunie à l'ensemble, ce ne peut être que sans suppuration.

2.° *Phénomènes des plaies qui suppurent.*

Le travail réparateur dans les plaies qui suppurent, est loin d'offrir le caractère de simplicité que nous avons trouvé dans les plaies guéries sans suppuration.

Que les lèvres d'une solution de continuité soient écartées, déchirées, froissées; qu'il y ait perte de substance plus ou moins considérable; ou bien que les prédispositions acquises ou naturelles dont nous avons parlé existent, la suppuration est forcée, et donne lieu à des phénomènes nouveaux et caractéristiques.

Si les lèvres de la plaie sont seulement écartées sans perte de substance ni froissement, voici ce qui se passe: La douleur se change en un sentiment de cuisson et d'élancement, donc le summum d'intensité suit immédiatement la première émotion, et va ensuite en diminuant; la partie fébrineuse du sang se coagule et forme un caillot adhérant aux tissus et pénétrant dans les vaisseaux de moyen calibre comme dans les capillaires (1). Bientôt suinte de la plaie une humeur séro-sanguinolente, puis séreuse, qui tarit vers le 2.e ou 3.e jour, et qui laisse la surface de la division sèche,

(1) D'après Kaltenbrunner, le caillot est solide, flavescent, plus épais vers les vaisseaux, se terminant en flocons à la circonférence, se prolongeant dans l'intérieur des cavités vasculaires. (Expériences microscopiques.) D'après le même auteur, il semblerait que le sang craint la lumière ouverte d'un vaisseau, et qu'il s'arrête au niveau de la dernière collatérale.

grisâtre ; les bords se tuméfient, deviennent chauds, rouges et douloureux au moindre contact. L'inflammation est bien manifeste. Ce travail inflammatoire ne tarde pas à être suivi de la sécrétion d'une espèce de sérosité sanieuse peu abondante, puis d'une matière couenneuse homogène, d'un blanc sale, appliquée sur toute la surface de la plaie à laquelle elle adhère, et empêchant de reconnaître les divers tissus qui ont été divisés ; la douleur diminue, la couche couenneuse s'épaissit, l'organisation s'y perfectionne, des vaisseaux y naissent et la colorent ; elle devient en peu de temps une véritable membrane vivante qni sécrète du pus, et qu'à cause de cette fonction, on appelle membrane pyogénique. Plus tard, du sein de cette couche membraneuse préservatrice, s'élèvent de nombreuses éminences mamelonnées de couleur rosée ; ce sont les bourgeons charnus des auteurs (bourgeons cellulaires et vasculaires de Dupuytren, granulations de Thompson). D'abord ces bourgeons se distinguent à peine par leur élévation et leur couleur de la membrane qui les fournit, mais peu de temps après, ils croissent en nombre, en volume et en consistance ; leur couleur devient d'un rouge vif ; le pus qui s'échappe de la plaie prend plus de consistance; il est crêmeux, bien lié. Pendant que ces transformations s'opèrent dans la surface traumatique, la plaie diminue en tous sens : ce phénomène remarquable est dû à une propriété singulière des bourgeons charnus et de leur membrane, la contractilité. A cette époque, si l'on rapproche les bourgeons charnus les uns des autres, ils s'agglutinent avec autant de facilité que si la plaie était récente, et par le même mécanisme ; on appelle cette agglutination des bourgeons charnus rapprochés par l'art, réunion par seconde intention ou réunion secondaire. Si on ne rapproche pas, la période de cicatrisation commence : le fond de la plaie est comblé par les bourgeons charnus qui se resserrent et, l'adhésion se propageant des parties profondes à l'extérieur, il ne reste plus qu'une surface plus ou moins régulière de chairs vives au niveau du tégument général. Enfin les bourgeons s'applatissent; une pellicule blanche, espèce d'épiderme, qui gagne de la circonférence au centre et fait cesser la sécrétion du pus, les recouvre; le travail est complet.

Le résultat définitif de ce travail naturel est, comme après la réunion par première intention, la production d'un tissu membraneux accidentel, appelé tissu de cicatrice, ou simplement cicatrice. Quelque part qu'on le rencontre, à la peau, aux muscles, aux os, aux parenchymes, ce tissu est identique. De texture fibreuse membraniforme, il adhère intimement aux parties qu'il réunit. Quelquefois il est enfoncé profondément et gêne les fonctions des organes compris dans sa sphère d'adhérence : il peut aussi être proéminent lorsque la plaie est superficielle et que les bourgeons exubérans n'ont pas été réprimés avant leur desséchement définitif. Les cicatrices sont inextensibles; bien plus, les efforts d'extension auxquels on les soumet ont pour résultat de les faire se rétracter davantage. Cette propriété singulière se manifeste du reste sous l'influence de l'inflammation, quelle qu'en soit la cause. Qu'on n'aille pas croire que les cicatrices sont contractiles à la manière des muscles; il n'en est rien : lorsque le travail adhésif est consommé, son produit n'agit plus d'une manière active sur les parties qu'il réunit; et si l'inflammation ou les causes qui la déterminent ont le funeste privilège de réduire à de moindres dimensions le tissu cicatriciel, c'est qu'elles lui restituent sa puissance adhésive.

L'examen anatomique d'une cicatrice nous montre un feutrâge fibreux aréolaire, analogue à celui du derme, mais moins épais que lui, et recouvert d'une sorte de vernis desséché qui se continue avec l'épiderme. On n'y trouve ni papilles nerveuses, ni matière colorante, ni follicules, ni vaisseaux lymphatiques. C'est en définitif un derme imparfait, isolant du contact des corps extérieurs les parties divisées, et n'étant probablement le siège d'aucun des phénomènes fonctionnels départis au tissu cutané.

Lorsque la plaie existe avec perte de substance, on n'observe rien de particulier jusqu'à la formation des bourgeons charnus ; alors la propriété rétractile de ces bourgeons s'exerce sur les parties voisines et parvient quelquefois à combler le vide. Mais si la plaie est considérable, et qu'en même temps un tissu cellulaire dense et serré unisse les organes voisins et les fasse résister à la traction, l'emprunt ne peut pas avoir lieu ; c'est à la membrane des bourgeons charnus à faire dans ce cas tous les frais de la cure : elle s'épaissit ; ses vaisseaux deviennent plus nombreux et plus apparents ; elle prend l'organisation fibro-celluleuse et finit avec le temps par se couvrir de la pellicule blanchâtre épidermoïde, qui tantôt procède de la circonférence au centre, tantôt se montre par ilots dissimenés sur la surface suppurante pour peu qu'elle ait de l'étendue. Ces ilots allant à la rencontre les uns des autres se réunissent au bout d'un temps souvent fort long et la plaie est entièrement cicatrisée.

Lorsque les bords de la plaie sont contus, désorganisés, froissés, ce n'est qu'après l'élimination des parties contuses, dont la vitalité n'est plus suffisante pour supporter l'inflammation, que le travail de cicatrisation s'opère. Dans ce cas, il y a entre l'inflammation et la génération de la membrane pyogénique une période intercalaire, dont nous parlerons plus tard, celle de la chûte des élémens organiques qui ne peuvent plus concourir à la réunion. Après nous avons les phénomènes d'une plaie avec perte de substance.

De même que dans les divisions réunies immédiatement, nous avons vu des troubles dans les principales fonctions se déclarer quelquefois à l'instant du coup, chez les individus irritables chez lesquels le système nerveux prédomine; de même aussi dans les plaies qui suppurent des phénomènes semblables se produisent, les conditions générales étant les mêmes. Outre ces accidens, du 2.e au 4.e jour de la blessure, à moins que celle-ci ne soit légère, se montre un mouvement fébrile auquel les auteurs ont donné le nom de fièvre traumatique; symptomatique pour les uns de l'affection locale, nécessaire au développement des phénomènes locaux pour les autres, cette fièvre débute par de petits frissons, des horripilations suivies de chaleur ; le pouls prend de la fréquence sans devenir dur, la langue est blanche, saburrhale ; il y a soif, anorexie. Ces symptômes sont loin d'être constants : tantôt les frissons manquent, tantôt il y a céphalalgie, délire léger. La fièvre traumatique peut revêtir toutes les formes, suivant les individus, les lieux et les circonstances. Elle cesse ordinairement au bout de deux à trois jours ; cependant elle peut se prolonger, s'accompagner de phénomènes nerveux graves, à forme ataxique ou adynamique, et faire périr le blessé avant ou après la suppuration. On a remarqué qu'elle faisait passer à l'état aigu, les affections chroniques préexistantes.

Lorsqu'une plaie qui suppure marche régulièrement, je dirais presque physiologiquement, la fièvre traumatique est le seul phénomène général qui lui soit essentiellement lié.

Plusieurs faits fondamentaux dominent, comme il est facile de le voir, dans une solution de continuité qui suppure : l'inflammation, la suppuration, la membrane pyogénique, et les bourgeons charnus base de la cicatrice. L'inflammation doit être considérée comme la base du travail réparateur ; la suppuration, les bourgeons et leur membrane sont les moyens. Mais dans la mise en œuvre de ces moyens existe-t-il une succession, un enchaînement que nôtre investigation peut saisir ? Ainsi les végétations charnues sont-elles un produit du pus qui baigne la surface d'une plaie ou bien engendrent-ils ce pus ? La question est difficile à résoudre : ce qu'il y a de bien évident, c'est que suppuration et bourgeonnement se manifestent à la même époque ; tous deux doivent être des élémens indispensables à un identique résultat ; quant au mystère de leur génération, il n'est pas encore dévoilé, malgré les efforts persévérants des micrographes modernes.

Les bourgeons charnus se développent sur toute espèce de tissu au contact de l'air ; il faut donc admettre, pour expliquer ce développement constant et le même partout, que ces bourgeons émanent d'un tissu qui existe partout : ce ne peut être que le tissu général celluloso-vasculaire qui soit chargé de la réparation des plaies. Le résultat de ce travail est du tissu fibreux nouveau. (1),

Les bourgeons charnus et leur membrane sont sensibles, quoiqu'il n'ait pas été possible d'y découvrir des nerfs anatomiquement (2). Ils sont constitués en partie par des capillaires artériels et veineux. L'expérience directe prouve manifestement qu'ils sont le siège d'une absorption assez active. Si on les examine à la loupe et sous l'eau, ils ont un aspect papillaire ; on constate de la même manière qu'ils sont susceptibles d'éréthisme. Ils présentent enfin de grandes différences, suivant la rapidité de leur marche, leur coloration, leur con-

(1) L'Académie de Chirurgie avait d'abord adopté la régénération des chairs. Il ne fallut rien moins que les efforts de Fabre, de Pibrac et de Louis pour la rallier à l'opinion contraire. Pour nous, la régénération des chairs est un fait prouvé, en tant que l'on désigne par ce mot la création d'une matière organique vivante, toujours la même, qui protège les parties divisées, quelle qu'en soit la nature ; mais nous nions la possibilité de reproduction des tissus composés, le musculaire, le muqueux, le nerveux. Chez l'homme, les tissus élémentaires seuls se régénèrent : le tissu osseux et le tissu fibreux. Nous aurons occasion, aux plaies des nerfs, de justifier notre opinion.

(2) Quelques auteurs pensent que la sensibilité des granulations charnues n'est qu'apparente, et qu'il n'y a de réellement sensible dans une plaie que les organes que recouvrent les granulations.

sistance, et le liquide qui les baigne : ainsi, le tissu est-il très celluloso-vasculaire, la santé générale bonne, l'inflammation locale modérée, y a-t-il en un mot réunion des meilleures conditions ? Les granulations arrivent vite et ont une couleur vermeille très marquée et une consistance égale à celle des parties voisines ; le pus qui les recouvre est opaque, crémeux, peu abondant. Qu'au contraire l'état du sujet soit mauvais, que le mouvement inflammatoire soit ou trop ou pas assez énergique, les bourgeons changent d'aspect comme le liquide excrété : s'il y a excès d'inflammation, ils deviennent saignants, douloureux, grisâtres, s'érodent, s'ulcèrent et la plaie se creuse de nouveau ; le pus est sanieux, mêlé à du sang ou à de la sérosité peu abondante. S'il y a défaut ou asthénie locale, le travail reste stationnaire, les bourgeons deviennent blafards, jaunâtres, sans consistance, tremblotans comme de la gelée, renversés souvent sur la lèvre la plus déclive de la blessure, peu distincts les uns des autres, offrant à l'œil une surface uniforme de laquelle suinte un pus semi-tranparent, très séreux, souvent abondant ; si on incise ces bourgeons, il en sort autant de sérosité que de sang ; ils semblent n'être composés que d'élémens liquides. Quelquefois, sous l'influence d'une inflammation qui ne va pas jusqu'à la douleur vive et l'érosion, les bourgeons végètent avec force et forment bourlet en dehors des lèvres de la plaie. Cette hypertrophie peut encore être le résultat du relachement des tissus. Il sera facile d'établir la distinction par la plus vive coloration et la plus grande consistance des granulations de la plaie un peu trop excitée. Toutes ces modifications dues à des causes locales ou générales, constituent souvent des obstacles à la guérison définitive, quand elles s'éloignent trop du type normal dont nous avons fait la description.

Pour nous résumer, nous diviserons les phénomènes que

présente une plaie qui suppure en quatre périodes distinctes : (1)

Première période, de l'instant de la blessure à l'inflammation. — Symptômes : écoulement de sang, douleur, écartement. — Durée : 2 à 3 jours.

Deuxième période, de l'inflammation à la suppuration. — Symptômes : fièvre traumatique, caractères de l'inflammation à la plaie. — Durée : 2 jours environ.

Troisième période, de la suppuration à la cicatrisation. — Symptômes : formation de la membrane pyogénique et des bourgeons charnus, sécrétion du pus, diminution de la plaie en tous sens. — Durée : 10 à 15 jours.

Quatrième période, cicatrisation : dessèchement des bourgeons charnus, plus d'écoulement de pus, guérison par le perfectionnement d'un tissu fibreux de nouvelle formation. — Durée souvent très-courte. — Durée totale : 15 à 20 jours.

Quand il y a perte de substance assez considérable, la nature met quelquefois un temps fort long à réparer cette perte, un an, dix-huit mois même ; le travail s'achève en partie, puis reste stationnaire, épuise dans certains cas les blessés, ou est traversé par des complications, dont l'irruption est rendue si facile par la longueur de la période de suppuration. La durée est encore augmentée par la nécessité d'élimination des parties contuses ou froissées, lorsque la plaie offre cette particularité.

§ II. — *Des accidens et complications des plaies d'armes blanches.*

La marche régulière que nous venons d'assigner aux plaies

(1) Les anciens admettaient aussi quatre périodes dans la marche des plaies : première, d'irritation ou d'inflammation ; deuxième, de suppuration ou détersion ; troisième, de régénération ou incarnation ; quatrième, de dessication ou de dessèchement.

est souvent entravée par des accidens ou complications, dont quelques-uns ne sont que l'exagération d'un phénomène naturel.

Suivant que ces accidens surviennent immédiatement après la lésion, ou bien qu'ils se développent lorsque déjà quelque temps s'est écoulé, on les a divisés en *primitifs* et *consécutifs*. Les premiers sont : *l'hémorrhagie, l'excès de douleur, les spasmes, les convulsions, la paralysie, les corps étrangers, l'inflammation, le tétanos;* on les observe surtout pendant les deux premières périodes. Les seconds sont : *le croupissement du pus, l'épuisement suppuratif, la suppression de la suppuration, les abcès métastatiques, la pourriture d'hôpital;* ces accidens ou complications ne se remarquent guère que pendant la période de suppuration. Nous allons entrer dans quelques détails à leur égard.

L'hémorrhagie est un écoulement de sang qui, par son abondance ou sa rapidité, peut mettre la vie en danger, ou seulement faire obstacle à la guérison, en portant une grave atteinte à la constitution du blessé. Elle résulte de la division d'un vaisseau artériel ou veineux plus considérable que les capillaires. Nous en ferons une étude spéciale aux plaies des artères et des veines.

La douleur, le spasme, les convulsions, la paralysie, dépendant le plus souvent de la section complète ou incomplète des rameaux nerveux, trouveront leur place naturelle dans les plaies du tissu nerveux.

Nous examinerons la complication des *corps étrangers* restés dans nos parties, aux solutions de continuité de chaque organe en particulier.

L'inflammation ne devient accident que lorsqu'elle est exagérée; car nous avons vu qu'elle était indispensable au travail réparateur par suppuration. Une inflammation locale exagérée, outre la perturbation du travail dans la plaie, influence sympathiquement les principaux viscères, allume la fièvre, détermine des irritations célébrales ou gastriques qui peuvent atteindre un haut degré de gravité, donne lieu enfin à des collections purulentes étendues à l'ulcération et même à la mortification des parties affectées : terminaisons fâcheuses, capables de conduire le sujet à la mort. C'est habituellement chez les individus déjà affectés d'une maladie chronique, ou ceux de nature irritable qu'on observe un excès d'inflammation sous l'influence d'écarts de régime, d'émotions fortes, de stimulation trop énergique appliquée à la plaie. La nature de la blessure elle-même et son siège peuvent aussi être causes efficaces d'inflammation vive.

Le tétanos, quoique rangé parmi les accidents primitifs, peut faire irruption à toute période de la marche des plaies. Il est caractérisé par la contraction convulsive et permanente d'une partie ou de la totalité des muscles volontaires. De toutes les causes capables de le déterminer, il n'en est pas de plus efficace que les brusques variations de température, quand déjà il y a prédisposition acquise, soit par l'étroitesse et la profondeur d'une plaie siégeant dans des organes nerveux et vasculaires, soit par une constitution robuste, un tempérament bilieux prédominant, soit enfin par des troubles physiques ou moraux d'une grande énergie. Souvent le tétanos débute d'emblée sans prodromes; quelquefois le blessé devient triste, trembleur, et éprouve un peu de céphalalgie, de la gastricité et quelques petites convulsions passagères dans les muscles des mâchoires et du cou. Enfin arrive la rigidité caractéristique de la maladie. Le plus souvent cette rigidité n'affecte que les muscles releveurs du maxillaire inférieur et prend le nom de *trismus*. Quand elle envahit les muscles du tronc, il peut y avoir prédominance dans les muscles antérieurs, alors le tétanos prend le nom d'*amprostothonos;* il s'appelle *opistothonos*, si ce sont les muscles postérieurs qui sont spécialement contracturés, *pleurostothonos*, si ce sont les muscles d'un côté. Lorsque le tétanos est complet, tout le corps reste dans une immobilité absolue. Les fonctions intellectuelles s'exercent librement ; le pouls est normal, parfois un peu dur ; des douleurs très-vives peuvent se faire sentir dans les muscles contractés. Lorsque la maladie fait des progrès, la rigidité s'étend aux muscles de la vie intérieure et conduit à la mort en enchaînant les mouvemens respiratoires. Les malheureux blessés atteints de tétanos périssent quelquefois de faim et d'épuisement ; c'est lorsque la maladie se prolonge en revêtissant une forme chronique et offrant des accès successifs qui laissent si peu de rémission, que les forces ne peuvent pas se réparer.

Le croupissement du pus est la conséquence d'une disposition particulière de la plaie qui empêche la sortie du pus sécrété. Lorsque le pus est retenu au sein d'une blessure, il peut agir de deux manières, ou comme corps étranger, et pour cela il faut qu'il ne soit pas altéré ; il occasionne seulement alors de l'irritation de l'œdème dans le voisinage de son siège ; ou comme agent septique, corps irritant par suite de sa décomposition ; dans cet état il peut être absorbé et donner lieu à une vive irritation de tout ce qu'il touche, à la phlébite, à des abcès dans les parenchymes, à des symptômes d'une extrême gravité, dont la mort est trop souvent le terme.

L'épuisement suppuratif. De même qu'une affection organique profonde entretient un état fébrile continu, auquel on a donné le nom de fièvre hectique ; de même aussi une suppuration prolongée et abondante s'accompagne à la longue d'accès de fièvre qui minent les blessés et les conduisent à la mort par le marasme. Cette fièvre débute d'une manière insensible : de la fréquence dans le pouls, de la chaleur à la peau après les repas et vers le soir, et un amaigrissement léger en sont d'abord les seuls phénomènes ; les petits accès fébriles se rapprochent bientôt, deviennent réguliers ; enfin la fièvre finit par être permanente, quoique moins intense dans la matinée ; la faiblesse et l'amaigrissement font des progrès ; il y a constipation ou dévoiement ; l'appétit peut être augmenté, mais les aliments ingérés ne profitent pas ; le sommeil est léger, fatigant plutôt que réparateur ; l'épuisement devient si considérable que le malade est condamné à une immobilité complète ; sa voix s'éteint, ses traits se décomposent ; la peau amincie est collée aux éminences osseuses ; les muscles semblent avoir disparu ; enfin la mort vient brusquer cet anéantissement graduel.

La suppression de la suppuration est caractérisée par la sécheresse de la plaie et la suspension de tout travail. A l'interruption de la sécrétion du pus correspond une affection viscérale souvent grave qui en est la cause ou l'effet, car toute plaie qui suppure est un organe nouveau auquel l'organisme est uni par des sympathies fort étroites. Il est important de bien distinguer le véritable point de départ du trouble organique, afin de ne pas se tromper dans l'application des moyens thérapeutiques : ainsi, par exemple, qu'une gastro-entérite causée par le froid se déclare chez un blessé, la sécheresse de la plaie n'est ici qu'un symptôme comme la suppression sympathique de toute autre sécrétion ; mais qu'une cause locale supprime le pus brusquement dans une plaie et qu'une gastro-entérite grave apparaisse, l'attention doit surtout se fixer sur la plaie, point de départ des désordres. Les affections internes causées par la suppression de la suppuration peuvent être rapidement mortelles. Les causes qui suppriment la suppuration sont les mêmes que celles qui produisent le même effet sur les sécrétions normales ; leur énumération nous conduirait trop loin.

Les abcès métastatiques sont une complication très fréquente et très grave des plaies. Quand cette complication se présente, la plaie s'affaisse, devient blafarde, douloureuse; la suppuration, ou bien cesse tout-à-fait, ou devient moins abondante, séreuse, sanieuse, semblable quelquefois à de la boue noirâtre, et répand une odeur fade désagréable. Si la cicatrice commence à se former, elle se détruit. Souvent les veines extérieures de la partie blessée se tuméfient, sont douloureuses et donnent au toucher la sensation de cordons durs et résistants; leur trajet est fréquemment marqué par des plaques rouges et même par de petits abcès. Aux changemens locaux de la plaie correspondent les symptômes généraux suivants: le blessé éprouve des frissons suivis de chaleur et de sueur, qui se représentent chaque jour à la même heure, ou bien sont irréguliers. Ces accès fébriles ont fait quelquefois croire à une simple fièvre remittente. A la suite de cette fièvre se déclare une douleur sourde, gravative, augmentant à la pression, dans l'hypocondre droit ou sur un autre point du thorax correspondant aux poumons et au cœur; cette douleur peut manquer tout-à-fait. En peu de temps les accès augmentent d'intensité, et se rapprochent; le blessé tombe dans l'abattement et la prostration, la peau prend une teinte sous-ictérique, toutes les sécrétions s'altèrent; les grandes fonctions ne s'exécutent plus qu'avec désordre; enfin des phénomènes typhoïdes graves et un coma plus ou moins profond précèdent la mort de quelques instants. A l'ouverture des corps, on trouve une multitude de foyers purulents circonscrits dans les poumons, le foie, la rate, le cerveau, les muscles, ou bien des épanchemens de pus dans les membranes synoviales et séreuses. Que s'est-il passé dans l'organisme? Quel lien existe entre les solutions de continuité qui suppurent, et la formation d'abcès multipliés dans les viscères? Un grand nombre d'explications hypothétiques ont été proposées. La majorité des chirurgiens se rallie à deux principales: la première, défendue par MM. Velpeau, Maréchal et Legallois, admet un transport pur et simple du pus de la plaie dans les viscères ; la seconde, soutenue par MM. Cruvelhier, Dance et Blandin, attribue la formation des abcès métastatiques à des phlébites éloignées, origine des collections purulentes du foie, des poumons, etc., et des accidens typhoïdes mentionnés plus haut. Cette dernière théorie nous paraît la plus raisonnable : elle s'adapte assez bien à tous les faits.

Chez des blessés rassemblés en grand nombre dans des espaces rétrécis, bas et humides, où l'air pénètre avec difficulté, lorsque les pansemens sont faits avec du linge malpropre et de la charpie avariée, pendant des temps froids et pluvieux, les plaies deviennent douloureuses et se recouvrent d'une pseudo-membrane inorganique ; le pus qu'elles fournissent devient visqueux, gluant, floconneux, et les bourgeons charnus se ramollissent ; la solution de continuité s'agrandit par ulcération ; les parties voisines tombent en putrilage ; l'altération gagne de proche en proche; des affections viscérales de mauvaise nature se déclarent ; les blessés s'épuisent et succombent. Cette dégénérescence des plaies s'appelle *pourriture d'hôpital.* Elle s'étend sur un grand nombre de blessés à la fois. Plaies légères et plaies graves en reçoivent également l'atteinte, lorsqu'elles sont placées sous les mêmes influences. Quoiqu'il soit bien certain que les émanations d'une blessure affectée de pourriture d'hôpital engendrent le mal, la question de contagion par inoculation est encore un sujet de controverse. C'est toujours un accident grave qui a souvent une terminaison fatale.

Outre les accidens dont nous venons d'esquisser la description, les plaies sont encore sujettes à des modifications morbides qui dépendent de l'état sanitaire de l'individu atteint de blessure : les maladies générales, le scorbut, la syphilis, la diathèse cancereuse, donnent aux plaies une physionomie particulière, et les convertissent souvent en ulcères offrant les caractères de la maladie générale. La présence de varices dans le voisinage d'une plaie a une grande tendance à changer une blessure simple en ulcère à bords calleux. Enfin l'existence d'une maladie intérieure, d'une inflammation chronique, viscérale par exemple, imprime à la plaie de nouveaux caractères ; et alors, ou bien l'élément inflammatoire est en excès, ou bien il n'est pas suffisant pour parfaire le travail de cicatrisation. Un traitement local irrationnel produit les mêmes résultats : est-il trop excitant, la plaie s'enflamme fortement et ne guérit pas ; trop relachant, les bourgeons charnus deviennent mollasses, livides, perdent leur rétractilité, le pus est séreux, mal lié, et le travail reste indéfiniment stationnaire. Les pertes de sang considérables, sans maladie organique appréciable, rendent les plaies atoniques, et prolongent de beaucoup la durée du travail réparateur.

§ III. — *Des plaies d'armes blanches eu égard à leurs causes.*

Les armes blanches ont des formes et des dimensions très-variables ; néanmoins on peut les diviser en deux grandes classes suivant leur mode d'action. En effet, les unes agissent comme des instrumens tranchans, et les autres comme des instrumens piquans.

Les armes blanches tranchantes sont les sabres d'infanterie et de cavalerie, les sabres-poignards, les baïonnettes-sabres, les faulx polonaises et les hâches. Les plaies que le tranchant de ces armes produit présentent des différences nombreuses qui tiennent à la force d'impulsion, à la forme, à la trempe et au fil du tranchant, toutes circonstances qui doivent être prises en considération pour expliquer la forme et les dimensions de ces plaies. Tantôt il n'y a que simple division des tissus ; tantôt il y a séparation complète d'avec le tout. Les caractères distinctifs de ces plaies sont d'être nettes et régulières (il s'y joint cependant de la contusion si l'instrument est peu tranchant) ; d'occasionner une douleur en général fort vive et un écoulement de sang durable, conséquence de la netteté de la division ; de présenter un écartement considérable des lèvres de la plaie, écartement du reste en rapport avec l'étendue de la division des tissus cutané et musculaire. Ce que nous avons dit du travail réparateur en général leur est tout-à-fait applicable ; nous n'y reviendrons pas.

Le chirurgien n'a le plus souvent besoin pour établir leur diagnostic, que de s'en rapporter aux signes sensibles: En effet, ces solutions de continuité largement ouvertes, permettent à l'œil d'y pénétrer et de reconnaître les divers organes lésés. Cette exploration n'est cependant possible que dans les premiers temps de la blessure ; plus tard, la membrane pyogénique donnant aux parties qu'elle recouvre un aspect uniforme, ne permet plus de les distinguer les unes des autres. A cette époque, il faut avoir recours aux signes commémoratifs et rationnels : les connaissances anatomiques précises mettront sur la voie; les symptômes fonctionnels et les commémoratifs, convenablement appréciés, conduiront à la vérité.

Pour la marche de ces plaies nous renvoyons à ce que nous avons dit des plaies qui suppurent et des plaies qui guérissent sans suppurer.

Ces plaies sont sujettes à tous les accidens mentionnés plus haut, mais plus particulièrement à l'hémorrhagie. Beaucoup de blessés succombent à cet accident, si on ne se hâte d'y porter remède.

La réunion par première intention met à l'abri de tous les accidens secondaires; aussi tous les efforts du praticien doivent-ils tendre à l'obtenir. Quand il y a perte de substance considérable, la suppuration est forcée, et les accidens de la période de suppuration se mettent fréquemment à la traverse du travail réparateur.

Quoiqu'il soit impossible détablir le pronostic général de ces plaies, on peut dire qu'elles sont plus effrayantes que graves, et que ce pronostic doit être basé plutôt sur la nature des organes lésés et l'importance de leurs fonctions, que sur l'étendue de la division. Une partie complètement détachée ne doit pas être considérée comme absolument perdue pour le blessé. Il y a dans la science quelques exemples de réunion de portions d'organes peu considérables séparées du tout par l'action d'instrumens tranchans, tels que des bouts de doigts, de nez, d'oreille; néanmoins on devra être très-circonspect au sujet du pronostic à porter dans ces cas (1).

Les armes blanches qui agissent à la manière des instrumens piquans sont les baïonnettes, les lances, les épées triangulaires ou quadrilatères. Les plaies qui en résultent, appelées piqûres, sont étroites et profondes. On peut dire que dans ces sortes de solutions de continuité, il y a plutôt écartement des tissus et déchirure que section nette. Cependant le caractère n'est pas constant : car comme les armes tranchantes, telles que sabres et espadons, en agissant de la pointe, font

(1) Garengeot, dans son Traité d'Opérations, cite le fait curieux d'un bout de nez complètement détaché et réappliqué avec succès une heure après l'accident; un barbier avait fomenté ce fragment d'organe avec du vin chaud.

Fioraventi et Molinelli parlent de deux cas analogues.

Loubet replaça un nez coupé, chez un soldat de Rocroi, et réussit.

Lombard compte aussi un succès de ce genre.

Le docteur Carlizzi a inséré dans la Gazette Médicale de 1834, N.° 14, un fait bien plus remarquable que ceux qui précèdent; il s'était écoulé cinq heures et demie depuis l'ablation du nez, et pourtant la réunion s'opéra.

Le docteur Manni a vu se réunir un pavillon d'oreille complètement détaché depuis quelques heures.

Enfin, Flurant, Sommé, Bonn, Regnault, Balfour, et dernièrement M. Rossi, à la Société anatomique, ont publié des observations de doigts ou de portions de doigt détachées, dont la réapplication a été suivie d'un plein succès.

des blessures étroites et profondes, il est impossible de ne pas appeler aussi piqûres les plaies ainsi produites, et dans ce cas il y a section nette bien plus qu'écartement et déchirure.

Les piqûres par écartement sont en général moins douloureuses que les piqûres par section; néanmoins quoique les instrumens tranchans-piquans pénètrent plus facilement, l'écartement est dans ces dernières plus considérable, bien que peu sensible généralement.

L'écoulement de sang assez prononcé, quand l'arme coupe sur ses bords, est très-minime après l'action des armes simplement piquantes, comme les baïonnettes par exemple.

Les phénomènes secondaires d'une piqûre peuvent être ceux d'une plaie qui suppure, ou d'une plaie qui est réunie par première intention. Les complications sont les mêmes; cependant il est deux accidens propres à ce genre de blessures, c'est l'excès d'inflammation et l'hémorrhagie. On a pensé que la déchirure des filets nerveux produite par les instrumens piquans, était la cause du développement de phénomènes inflammatoires graves; je crois qu'on s'est trompé en adoptant cette opinion. Je veux bien que le mode d'action d'un instrument piquant puisse être pour quelque chose dans la production d'une vive inflammation; mais je ne le regarde pas comme cause principale, puisque nous voyons certaines piqûres guérir plus rapidement que des plaies par instrumens tranchans, tandis que d'autres au contraire sont le siége d'une phlogose intense. Si l'on fait attention à la nature des tissus traversés dans ces deux cas, on trouve l'explication de leurs terminaisons différentes : En effet, toutes les fois que la piqûre siége dans des parties peu sensibles pouvant prendre un libre développement, elle guérit vite et sans accident; lorsque l'arme piquante pénètre profondément au sein d'organes très-vasculaires et très-sensibles, bridés par des aponévroses qui font obstacle à tout gonflement, de vives douleurs, une forte inflammation, la gangrène même en sont la conséquence. L'hémorrhagie dans les piqûres est encore aggravée par la disposition de la plaie : elle se fait dans les cavités intérieures, dans le tissu cellulaire, et souvent la source en est ou cachée, ou inaccessible au chirurgien.

Le diagnostic des plaies qui nous occupent est souvent difficile. Les signes sensibles ne suffisent plus. La plaie est si étroite que l'œil n'y peut aller chercher les parties atteintes. Il faut avoir recours aux signes commémoratifs et rationnels. Non-seulement il est important de connaître exactement la profondeur, la direction, le siège de la piqûre, mais encore il peut être utile d'indiquer l'arme qui l'a faite.

Le chirurgien doit recueillir avec soin toutes les circonstances qui ont accompagné la lésion : ainsi la situation du sujet, la direction, la force d'impulsion, la forme de l'arme, la sensation éprouvée, la quantité de sang perdue. Ces données peuvent, sinon faire établir un diagnostic certain, du moins mettre sur la voie. C'est seulement après s'être enquis des commémoratifs, qu'il faut procéder à l'examen de la blessure.

Une piqûre a la forme de l'arme vulnérante, quand cette arme tranchante sur ses bords pénètre perpendiculairement, et quand les tégumens sont également tendus en tous sens. Si ces circonstances ne sont pas réunies, la plaie peut avoir une forme toute différente de la forme de l'instrument; c'est ainsi qu'une baionnette peut faire une plaie ovalaire; un fleuret, une plaie triangulaire ou elliptique. L'instrument est-il tranchant d'un seul côté, l'angle de la plaie du côté opposé revient sur lui-même, la piqûre prend la forme d'un triangle alongé et offre des dimensions moindres que l'instrument vulnérant. Ce resserrement est encore plus marqué quand aucun bord n'est tranchant, parce que les angles de la plaie écartés violemment reviennent tous deux sur eux-mêmes. D'après les phénomènes fonctionnels, la situation de la piqûre, il sera possible, en s'aidant de connaissances anatomiques et physiologiques précises, de porter un diagnostic assez rigoureux ; l'emploi de certains moyens mécaniques peuvent encore être mis en usage ; mais, comme les moyens sont subordonnés au siège de la plaie, ce n'est pas ici le lieu d'en parler.

Les piqûres n'offrent guère de gravité lorsqu'elles affectent des tissus peu sensibles, peu vasculaires et peu importants ; et mettent souvent alors moins de temps à guérir que les plaies d'instrumens tranchants. Le pronostic devient grave, lorqu'il y a pénétration d'organes importans ou de parties sensibles et vasculaires, enveloppées d'aponévroses résistantes, ou encore complication d'une forte hémorrhagie intérieure.

§ IV. — *Traitement.*

La chirurgie des camps a pris une face nouvelle depuis les guerres de la république et de l'empire. On ne laisse plus aujourd'hui, comme autrefois, les blessés attendre pendant douze heures et plus les pansemens qu'exigent leurs blessures. C'est sur le champ de bataille, sous le feu de l'ennemi, que le soldat reçoit les secours de l'art; c'est là que tout est disposé pour un transport rapide et commode, et une application rationnelle des moyens thérapeutiques. Grâce à cette heureuse réforme, à laquelle les Percy et les Larrey ont attaché leur nom, la patrie conserve de braves defenseurs qui seraient, sans ces soins entendus, voués à une mort certaine.

Comme nous n'avons à traiter dans ce mémoire que des plaies par armes blanches, examinons les exigences particulières à ces plaies. La section nette des parties abondamment pourvues de vaisseaux sanguins, produit, comme nous l'avons vu, un écoulement de sang considérable qui, s'il n'est arrêté à temps, peut entraîner la mort. C'est donc à la promptitude du secours qu'on devra la conservation des blessés atteints d'hémorrhagie. Il faudra que l'art lutte de vitesse avec la mort. Ensuite les lésions graves des membres inférieurs et des principaux organes empêchent toute locomotion et nécessitent des moyens de transport. Il est essentiel encore, après avoir réuni les blessés, de les abriter, de les coucher, de les nourrir, d'avoir à sa disposition les objets de pansement nécessaires et en quantité suffisante.

Voyons comment un service de santé doit être organisé, pour réunir personnel et matériel suffisant à tous les besoins, et mouvement rapide.

Chaque division d'armée composée de quatre régimens ou 8,000 hommes doit avoir en propre un matériel et un personnel de santé, ou *ambulance* destinée à en suivre les mouvemens, afin de secourir promptement les blessés. Outre l'ambulance de chaque division, il faut avoir le soin d'établir au quartier-général une forte réserve dont le personnel et le matériel serviront à combler les vides des ambulances de division, et à fournir les hôpitaux temporaires.

Toute ambulance de division doit être composée de huit chirurgiens, qui, avec les chirurgiens attachés spécialement aux corps de troupe, font un total de vingt en tout, de trois officiers d'administration et de vingt-quatre infirmiers. Les chirurgiens doivent être montés pour pouvoir plus rapidement se transporter d'un lieu dans un autre.

Quand les localités le permettront, le matériel sera placé dans des caissons ordinaires et dans un caisson de moindres dimensions, suspendu, qui n'aura besoin que d'être ouvert, sans être déchargé, pour offrir à l'instant tout ce qui est nécessaire. Si les lieux ne sont pas accessibles aux voitures, on devra faire porter le matériel, contenu dans des cantines, par des chevaux ou des mulets (1). Dans tous les cas, du reste, deux cantines contenant médicamens et moyens de pansement, et portées à dos de bête de somme, seront à la disposition du chirurgien attaché à chaque bataillon.

Il n'entre pas dans mon sujet d'indiquer la quantité des objets nécesaires à l'approvisionnement du matériel d'une ambulance, car les plaies d'armes blanches forment à peine le cinquième ou le sixième de toutes les blessures reçues à la guerre, aussi me contenterai-je d'énumérer ces objets. Je m'appesantirai seulement sur les moyens de transport et les abris.

Les cantines d'ambulances doivent contenir du linge sous forme de bandes compresses et bandages confectionnés, de la charpie; des instruments de chirurgie, parmi lesquels il faut noter comme spécialement utiles aux plaies d'armes blanches, les diverses espèces de tourniquet qu'on pourrait à la rigueur remplacer par une cravate, un mouchoir, une forte bande serrée au moyen d'un batonnet; des épingles et des aiguilles à sutures de dimensions variables; des pinces à torsion, des sondes cannelées sans cul-de-sac, des stylets aiguillés et des bistouris de diverses formes; en outre une pharmacie-cantine contenant les médicamens de première nécessité, tels que cérat, agaric, colophane, extrait de saturne, éther, extrait d'opium, sparadrap, taffetas d'Angleterre ou perkaline adhésive; enfin, de l'alcool, du vinaigre, du vin, des éponges, du fil, de la cire, de la bougie et des ustensiles en ferblanc propres au service des blessés.

Au premier rang des moyens de transport dont une ambulance doit être fournie, il faut ranger les brancards. Ceux-ci

(1) En Afrique, par exemple, il n'est souvent pas possible de traîner des caissons à sa suite; aussi est-on obligé de tout placer sur des mulets, ce qui est désavantageux, car des objets précieux dépendent de la bête qui les porte, et si elle succombe, le matériel est perdu.

peuvent être confectionnés de diverses manières. Percy avait proposé d'armer les infirmiers de longues lances qui devaient, en se réunissant deux à deux par une toile forte, constituer un moyen de transport commode. L'invention de Percy n'a pas eu de suite; cependant quelques chirurgiens majors de régiment ont, d'après cette idée, construit des brancards très-simples, composées d'une toile longue et de deux bâtons solides auxquels la toile est fortement fixée. J'ai vu employer ces brancards, et toujours les blessés se sont plaints d'y être mal à l'aise. Pour qu'un brancard fasse le meilleur service, il faut qu'il réunisse deux principaux avantages : le premier d'être commode et de ne pas fatiguer le blessé, le second de ne pas se détériorer facilement. Je crois que le brancard dont je vais donner la description se trouve remplir ces conditions : il consiste en deux fortes barres de chêne, de deux mètres de long, réunies, à vingt centimètres de leurs extrémités, par deux traverses en fer de 60 à 70 centimètres, pouvant se replier par leur partie moyenne, où existe une articulation facile à fixer par un coulant; par cette disposition, on approche ou l'on éloigne les barres longitudinales, suivant le besoin. Une forte toile, bien attachée aux grands côtés, remplit le cadre formé par les barres et les traverses. On manœuvre ces brancards par les extrémités des barres longitudinales disposées pour recevoir les mains des porteurs. Deux ou quatre hommes sont nécessaires au transport des blessés sur brancards; si le trajet n'est ni long ni difficile, deux hommes suffisent, mais il faut leur donner des bretelles pour que la charge soit répartie sur les épaules et sur les bras; dans le cas contraire, chaque bras du brancard doit être porté par un homme. Lorsque les brancards confectionnés manquent, il est facile d'en improviser avec des branchages ou des fusils de fantassins. Le sac à campement du militaire peut être utilisé en pareil cas; en introduisant deux fusils dans ce sac et en en traversant le fond au niveau des angles par les baïonnettes, on créera un brancard à la Percy qui pourra rendre de grands services.

Les bêtes de somme, les chevaux de cavalerie, peuvent servir au transport des blessés. Si le pays, théâtre de la guerre, est montagneux, on fera usage de chaises, dites *cacolets*, attachées sur les côtés du bât d'un vigoureux mulet; deux blessés sont de cette façon portés par une seule bête de somme. Ce mode excellent, quand on ne peut employer les voitures, a de nombreux inconvéniens: ainsi le mulet bronche fréquemment, quelquefois tombe et entraîne les blessés dans sa chûte; le chargement des cacolets est long et pénible, et pendant une journée de marche, pour soulager les animaux, il faut répéter jusqu'à vingt fois ce chargement, ce qui exténue les soldats du train et les infirmiers; puis vient le passage des torrens et des rivières, ou bêtes et charges disparaissent, sans qu'il soit possible de leur porter secours. On a fait l'essai en Afrique de litières portées comme les cacolets, à dos de bête de somme; sauf leur poids considérable et leur grand développement, ces litières, qu'on doit à un capitaine du train nommé Thierry, sont assez bonnes; elles permettent de coucher le blessé, avantage précieux pour les plaies des membres inférieurs. Ce que j'ai dit des cacolets leur est applicable sous le rapport des inconvéniens; j'ai même remarqué que la marche des mulets était plus embarrassée et les chûtes plus fréquentes. On aura beau améliorer l'instrument mécanique, jamais on n'atteindra la perfection pour le transport sur bête de somme; toujours l'animal bronchera, fera de chûtes et causera de graves accidens, si la marche est longue, et le terrain accidenté ou peu solide. Il serait à désirer qu'on trouvât le moyen de soulager le mulet de sa charge, sans faire descendre les blessés, ce serait autant de gagné.

Quand le pays parcouru est sillonné de routes nombreuses et praticables aux voitures, c'est à ces modes de *vectation* qu'il faut donner la préférence. En Afrique, on fait usage de petites voitures suspendues, destinées à contenir deux blessés seulement : ces voitures, appelées du nom de leurs inventeurs voitures-Masson et voitures-Thierry, suivent facilement les mouvemens des corps expéditionnaires, en raison de leur légèreté et de leurs petites dimensions ; un mulet ou un cheval suffit pour les traîner. Le plus ordinairement le transport des blessés se fait dans les caissons et les prolonges du train des équipages. A défaut de ces voitures, des chariots de paysan frappés de réquisition, des caissons et des pièces d'artillerie, et même des brouettes mues à force de bras seront utilisés.

Quant aux abris, ils diffèrent suivant les contrées où l'on fait la guerre. Si le pays est florissant, il est rare qu'on n'ait pas sous la main quelque ferme, quelque maison abandonnée ou l'on puisse réunir les blessés. Si l'on se trouve dans un pays dévasté par l'ennemi qui fuit devant vous, comme en Afrique, par exemple, il faut suppléer au défaut d'abri en plaçant quelques tentes dans le matériel d'ambulance. Je préfère les tentes dites *canonnières*, de grandes dimensions (pouvant contenir de douze à seize blessés) à toutes les autres espèces. Ces tentes sont simples, faciles à dresser, tiennent peu de place et résistent bien à l'ouragan. On pourra, en cas de séjour, construire des cabanes avec de la paille ou des branchages.

Maintenant que nous connaissons les moyens que le chirurgien d'armée doit avoir à sa disposition, nous allons les mettre en action.

A l'instant du combat, l'ambulance de division doit se diviser en deux sections : section active ou ambulance volante, et section de dépôt ou de réserve. La première composée du caisson léger ou de six à huit cantines, de trois chirurgiens, d'un officier d'administration et de huit infirmiers, et de bon nombre de moyens de transport, se portera partout où l'action sera la plus vive ; la seconde comprenant le reste du personnel et du matériel et les abris sera établie à quelque distance du champ de bataille, sur un lieu élevé, à l'abri des vents violents et à proximité d'une source d'eau vive. Un drapeau rouge indiquera sa situation afin que les chirurgiens des corps et de l'ambulance volante puissent y évacuer leurs blessés.

Lorsqu'un soldat tombe atteint d'une plaie d'arme blanche, le premier soin du chirurgien doit être de mettre la blessure à découvert ; si des vêtemens la cachent, et que ces vêtemens ne puissent être enlevés sans occasionner de vives douleurs, il faudra les couper avec des ciseaux contre les coutures. La partie blessée mise à nu, le siège et les dimensions en seront reconnus. Un vaisseau assez volumineux est-il divisé et fournit-il une hémorrhagie ? Le chirurgien arrête cette hémorrhagie par une compression provisoire, ou par une ligature. Dans les plaies simples, faut-il faire ce que l'on appelle un pansement provisoire : appliquer de la charpie, une compresse et une bande avant de diriger le blessé sur le dépôt d'ambulance ? Je ne le pense pas, sauf le cas d'hémorrhagie et de perte de substance. On se contentera de mettre la partie dans l'attitude la plus convenable pour diminuer l'écartement des lèvres de la plaie, et de la recouvrir des vêtemens (1). Si le blessé peut marcher, il gagne à pied le rendez-vous général ; si la locomotion est impossible, on le place sur le moyen de transport que l'on a à sa disposition.

(1) Tout le linge employé aux pansemens provisoires l'est en pure perte, puisqu'au dépôt d'ambulance on découvre de nouveau la blessure, et il faut être sobre de linge, surtout si l'on prévoit une campagne désastreuse.

Pour placer un blessé sur un brancard, un cacolet, une voiture, il n'est pas indifférent de le saisir de telle ou telle autre manière ; il faut qu'il soit soulevé doucement, sans mouvements brusques, bien maintenu et déposé avec précaution sur le moyen de transport. Il serait à désirer que les infirmiers fussent dressés à enlever convenablement les blessés du champ de bataille, et qu'on ne laissât pas à l'expérience le soin de faire sur ce point leur éducation.

Un exemple fixera nos idées : je suppose qu'un soldat reçoive un coup de sabre à la face antérieure de la cuisse ; la peau, les muscles et l'artère fémorale ont été divisés en travers. Le chirurgien, après avoir fendu le pantalon et mis la lésion à découvert, arrête l'hémorrhagie soit en liant le vaisseau, soit en le comprimant au moyen d'une bande, d'un mouchoir dont il gradue la construction avec un bâton ; il fait fléchir ensuite la cuisse sur le bassin, afin que l'écartement soit le moins considérable que possible, et donne ordre aux infirmiers de placer le blessé sur le brancard. Pour cela l'infirmier le plus robuste saisit le blessé à bras le corps par la poitrine, un second infirmier s'empare du bassin, un troisième du membre inférieur sain, tandis que le chirurgien soutient le membre malade dans l'attitude la plus favorable. A un signal donné, le blessé est enlevé de terre, et le brancard glissé au-dessous de lui ; il n'y a plus qu'à l'y déposer sans secousses en ayant le soin de placer un objet volumineux sous le jarret, pour conserver la demi-flexion du membre. On le dirige alors sur le dépôt d'ambulance. Le chargement d'un cacolet est un peu plus difficile ; on ne peut y employer qu'un homme, aussi les mouvemens brusques ne peuvent être évités. Au lieu de saisir le blessé par la poitrine, l'infirmier doit embrasser le dos d'un bras et le bassin de l'autre, et élever le blessé jusqu'à la chaise qui est abaissée le plus possible, c'est-à-dire jusqu'à trois pieds du sol ; il est nécessaire pendant que le cacolet se charge d'un côté qu'il soit établi un contre-poids du côté opposé : on confie ce soin au premier aide venu. Les litières devant être mises à terre pour être chargées, on s'y prend de la même manière que pour les brancards. Le chargement sur voitures ne sera pas plus difficile en suivant les règles que nous venons d'établir, qui sont encore applicables au déchargement. Le blessé une fois arrivé au dépôt d'ambulance, on doit appliquer un appareil convenable sur sa blessure et la soumettre au traitement le mieux approprié. Occupons nous à présent de ce traitement ; ce que nous avons dit jusqu'ici n'en étant que les préliminaires.

L'indication la plus générale des plaies d'armes blanches est la cicatrisation. Si on peut arriver à ce résultat dans un délai très-court, sans accidens pour le présent et sans lésions de fonctions pour l'avenir des organes affectés, la méthode qui réunira ces avantages devra être préférée. Or, nous savons que la nature guérit une plaie, ou en la faisant suppurer, ou bien en ne la faisant pas suppurer, suivant que celle-ci se trouve dans telles ou telles conditions par nous connues. Que le chirurgien, par l'art, change convenablement les conditions qui existent, et il pourra presque à volonté ou guérir sans pus, ou faire suppurer les plaies. Lequel de ces deux modes naturels choisira-t-il comme le plus favorable ? Il suffit de jeter un coup-d'œil sur les avantages et les inconvéniens de l'un et de l'autre pour préférer la réunion par première intention. En effet, par la réunion immédiate, la plaie est réduite à de très-minimes dimensions ; elle n'est plus irritée par l'air et les objets de pansement ; il n'y a que peu ou point d'inflammation ; la durée du travail est très-courte et sans production de phénomènes généraux ; la santé générale des blessés est peu influencée; la cicatrice est de très-petite étendue et ne gêne pas l'action des organes qui ont été lésés. Tandis qu'au contraire si la plaie suppure, elle est exposée aux irritations de l'air, des pansemens, aux influences délétères des miasmes ; il y a fièvre, phénomènes généraux nécessaires à la formation du pus ; lorsque celui-ci est formé, de nouveaux dangers, tels que la suppression de la suppuration, les abcès métastatiques et les accidens ordinaires de la période de suppuration menacent le sujet, et l'exposent à perdre la vie sous la violence de ces complications graves ; si la guérison finit au bout d'un temps assez long à s'opérer, la cicatrice est large, adhérente, gênant les mouvemens des muscles ; enfin quelquefois un ulcère difficile à modifier remplace la solution de continuité. Il est donc bien démontré par ce parallèle que la réunion par première intention est la méthode de guérison la plus avantageuse, et que c'est à l'obtenir dans le plus grand nombre de cas possible, que les efforts du chirurgien doivent tendre.

Pour mettre une solution de continuité récente dans les conditions indispensables à la réunion primitive, on aura d'abord besoin de débarrasser les surfaces dénudées des graviers, poussière, corps étrangers, caillots de sang, qui peuvent y être engagés ; une éponge fine, des pinces à pansement serviront à cette opération préliminaire. On liera ensuite tous les vaisseaux qui fournissent du sang, et après qu'on aura attendu quelque temps afin de s'assurer que l'hémorrhagie est complétement arrêtée, on procédera au rapprochement jusqu'à contact absolu des surfaces opposées de la plaie ; les fils des ligatures seront placés dans les angles ou dirigés vers le point le plus proche de l'enveloppe tégumentaire. Mais il ne suffit pas de rapprocher les surfaces opposées d'une plaie, car la force de rétraction ou d'élasticité des tissus rétablirait l'écartement dès qu'on les abandonnerait à elle-mêmes ; il faut encore les maintenir en contact tout le temps nécessaire à l'épanchement plastique et à l'organisation du tissu cicatriciel. La chirurgie possède quatre moyens propres à maintenir ce contact, ce sont : *les bandelettes agglutinatives*, *les sutures*, *les bandages et la position.*

Les *bandelettes agglutinatives* sont de petites bandes de toile, calicot ou taffetas, sur une face desquelles est étendue une couche légère de substance collante, comme le diachylon gommé, l'emplâtre diapalme, la gomme, l'ictyocolle. Les officiers de santé militaires ont à leur disposition le sparadrap simple et la perkaline adhésive pour les plaies de grandes dimensions, et le taffetas d'Angleterre pour les blessures légères. L'adhérence de ces agglutinatifs ne se développe pas de la même manière : le sparadrap a besoin d'être approché du feu ; le taffetas d'Angleterre et la perkaline adhésive devront être mouillés avant leur application. Les bandelettes agglutinatives ne conviennent que dans les plaies superficielles, lorsque la peau seule est intéressée, ou avec elle un muscle peu épais adhérant à sa face interne, et lorsque les blessés ne doivent pas être transportés. On devra se rappeler en taillant les bandelettes pour une plaie déterminée, que celles-ci ne prennent point d'appui que sur l'épiderme, et qu'il faut pour que le rapprochement soit rendu bien permanent, les faire agir sur une grande surface et leur donner d'assez grandes dimensions. Du reste, on graduera longueur et largeur de la bandelette d'après la résistance que l'on éprouvera à rapprocher avec les doigts. Il existe deux manières principales d'appliquer les bandelettes : dans l'une le plein de la bandelette étant fixé à l'opposite de la plaie, les deux chefs en sont ramenés obliquement et entrecroisés sur la division; on a par cette manière une grande force de rapprochement; c'est dommage qu'on ne puisse l'utiliser que pour les plaies en long. La seconde consiste à faire adhérer un des chefs de la bandelette sur un des côtés de la division, de rapprocher le côté opposé et d'y fixer le second chef en le maintenant assujetti avec les doigts jusqu'à ce qu'il soit agglutiné. On peut encore poser le plein de la bandelette sur la plaie rapprochée par les doigts et faire adhérer ensuite les extrêmités de chaque côté. La plaie doit être successivement recouverte par les bandelettes; il est de règle d'appliquer la première bandelette au centre ou au bord libre, et de finir par les angles.

La *suture* ou couture sanglante des solutions de continuité est applicable toutes les fois que : 1.° La plaie présente tant soit peu d'étendue en largeur et en profondeur ; 2.° les blessés doivent être voiturés d'un endroit dans un autre. On voit que je ne réduis pas l'emploi de la suture, comme le font certains auteurs, aux plaies de parties très-mobiles, celles du visage, par exemple, et aux cas ou la rétraction des muscles rend inefficaces les bandelettes, la position et les bandages. Je dis qu'en campagne, si l'on veut être aussi certain que possible de ses résultats, on doit employer la suture plus souvent qu'aucun autre moyen de rapprochement. Mais ce moyen, pour rendre de véritables services, a besoin d'être manié convenablement, car il peut être très-bon ou très-mauvais suivant le chirurgien qui le manie; ce qui explique que les uns se sont déclarés partisans enthousiastes de la suture, tandis que les autres l'ont repoussée comme toujours inutile et souvent pernicieuse. Les sutures seules ont des inconvéniens : Elles rapprochent bien les lèvres d'une plaie, mais ne s'appuyant que sur de très-petites surfaces de tissus, elles sont incapables de résister long-temps à une faible force d'écartement; qu'on y joigne la position, les bandelettes, les bandages et une compresse assez forte, et elles inspireront toute sécurité. J'ai fréquemment combiné ces moyens et je n'ai jamais vu d'accidens bien intenses suivre l'emploi de la suture. La suture à laquelle je donne la préférence est celle dite entortillée; et pour la pratiquer, je me sers d'épingles de dimensions variables, depuis la plus fine épingle à insectes jusqu'au camion ; de cette manière, je proportionne facilement l'épingle à l'étendue de la plaie et à l'épaisseur des parties à traverser. Des pinces à anneaux ou à disséquer me servent à pousser l'instrument dans les tissus et à le saisir quand il les a parcourus ; du reste je me conforme aux règles générales d'application de la suture entortillée. Lorsque ma suture est faite, je coupe avec de forts ciseaux les extrêmités des épingles, et je place au-dessous de chaque côté une bandelette de sparadrap dans le but de protéger la peau ; puis je recouvre épingles et plaie de longues bandelettes fenêtrées à l'endroit des extrêmités des épingles d'un côté seulement : ces fenêtres me permettent, le deuxième ou le troisième jour, d'enlever les tiges métalliques sans toucher aux bandelettes ; un peu de charpie, quelques compresses et une bande de toile assez fortement serrée, complètent le pansement. Je possède plus de vingt observations de réunion primitive de plaies considérables, que j'ai traitées de cette manière. Il est facile d'expliquer mes résultats : En aidant l'action des épingles par les bandelettes, je soulage d'abord les petites surfaces sur lesquelles les tiges prennent point d'appui, et je facilite ensuite l'extraction de ces tiges sans craindre de déchirer la cicatrice ; en comprimant avec énergie les tissus divisés, je mets obstacle à l'invasion d'une inflammation suppurante, rendue encore plus facile par les petites piqûres des épingles ; enfin, si un peu de pus se forme, il trouve une issue facile par les fenêtres des bandelettes, et il n'est pas nécessaire de mettre la plaie à découvert. J'engage les chirurgiens militaires à faire l'essai de cette suture modifiée, et je suis persuadé qu'ils conviendront que nul moyen n'est plus innocent ni plus efficace. En tous cas, quand on doit évacuer des blessés, je le répète, il n'y a pas à choisir, il faut faire des sutures (1).

(1) J'ai eu maintes fois occasion de m'assurer de cette nécessité. Je ne

Les *bandages*, pour qu'ils puissent servir seuls à la réunion d'une plaie, doivent avoir un point d'appui, car ils ne peuvent agir qu'en comprimant. On décrit dans les livres un bandage unissant des plaies en travers et un bandage unissant des plaies en long; ces bandages n'agissent que sur les tégumens; ils ne peuvent donc être employés que pour des plaies superficielles, et les bandelettes, dans ce cas, valent mieux. Mais si les bandages comme moyen unique de rapprochement sont mauvais, ils deviennent précieux pour soutenir l'action des bandelettes et surtout des sutures, tant par la compression qu'ils exercent sur les parties, que par la légère résistance qu'ils opposent à l'écartement; ce sont des auxiliaires indispensables du mode héroïque la suture.

Si une certaine attitude ou *position* a le pouvoir de rendre l'écartement d'une plaie moins considérable, il est évident qu'il est du devoir du chirurgien de donner à la partie cette position, et de la rendre permanente jusqu'à cicatrisation. Bien plus, dans certaines circonstances, sans elle tous les autres moyens peuvent échouer, et elle seule peut presque suffire; on doit se rappeler que nous l'avons conseillée comme le meilleur pansement provisoire à faire à une plaie qui n'est compliquée ni d'hémorrhagie ni de perte de substance. Nous passerons sous silence les bandages appropriés au maintien des parties dans une position favorable, car ces bandages sont aussi variés que les cas nombreux de la pratique; nous noterons toutefois que pour diminuer l'écartement, la position agit de deux manières, ou en rendant moindre l'espace

citerai qu'un exemple : un aide-major de régiment avait pansé quarante blessés environ, atteints de nombreux coups de sabre sur toutes les parties du corps, de manière à obtenir la réunion par première intention; les bandages et les bandelettes avaient seuls été employés; lorsque ces blessés arrivèrent à destination, trois jours après, il n'y avait que trois petites plaies de réunies primitivement.

qui sépare deux organes entre lesquels existe une plaie transversale, ou bien en tirant les angles d'une plaie en sens opposé.

Lorsque le rapprochement des surfaces opposées d'une plaie est opéré et maintenu par un ou plusieurs des moyens que nous venons d'indiquer, on termine le pansement par l'application d'un peu de charpie mollette, de quelques compresses et d'une bande non pas seulement contentive, mais bien compressive. Si la plaie est étendue, l'irrigation de tout l'appareil avec de l'eau froide, destinée à entretenir une température basse et humide, est efficace à prévenir les accidens inflammatoires. A moins que la plaie ne soit légère, il faut insister sur le repos de la partie lésée. Le régime alimentaire est subordonné à une foule de circonstances qu'on ne saurait apprécier d'une manière générale, telles que la gravité de la blessure, son siége, l'état du sujet, etc.; il en est de même des boissons. A propos du traitement des plaies qui suppurent, nous indiquerons quelques règles générales susceptibles encore d'être mises en application pour les plaies réunies primitivement.

Quelquefois, malgré le traitement le mieux entendu, il arrive qu'une inflammation suppurative accuse sa présence dans la plaie par la manifestation de ses symptômes propres, alors bandelettes, points de suture, épingles doivent être enlevés et la plaie traitée comme une plaie suppurante. Mais si l'on parvient à prévenir tout accident, les phénomènes de la réunion immédiate suivent leur marche régulière et la guérison est obtenue en quelques jours. Dans ce cas on peut laisser les bandelettes agglutinatives jusqu'à la fin de la cure; cependant on est obligé quelquefois de les enlever plus tôt, si elles produisent de l'irritation à la peau, et une démangeaison insupportable, comme on le remarque assez souvent chez les personnes délicates, à peau fine, très-vasculaire.

Quant aux épingles et aux points de suture, on les enlève du troisième au quatrième jour. Dans le cas de ligatures de vaisseaux, la plaie se réunit primitivement dans toute son étendue, excepté dans les petits trajets parcourus par les fils; ceux-ci tombant du dixième au douzième jour, il n'y a plus alors d'obstacle à une cicatrisation complète.

Une perte de substance à la peau n'est pas toujours une contre-indication à la réunion immédiate, lorsque cette perte existe dans des parties où le tissu cellulaire est lâche et extensible : il faudra donc la tenter dans cette occasion. La dissection des lèvres de la plaie, comme dans *l'autoplastie* par la méthode française, ne serait-elle pas ici d'une heureuse application?

Nous avons vu que des portions d'organes détachées, telles que extrémités du nez, des oreilles, des doigts, pouvaient être réappliquées avec quelque chance de succès; toutes les fois que l'occasion s'en présentera, le chirurgien tentera la réapplication de ces parties détachées, en ayant la précaution de les réchauffer au préalable, et de les maintenir avec la plus grande exactitude.

Les phénomènes généraux de nature nerveuse qui accompagnent parfois la réunion immédiate, exigent le calme absolu du corps et de l'esprit, et l'emploi des antispasmodiques et des opiacés.

Quand une plaie, dont les lèvres sont écartées, n'est pas réunie en temps et lieu, quand il y a perte de substance considérable, quand la réunion tentée manque sous l'influence des causes nombreuses que nous connaissons, la suppuration est forcée; c'est avec les bourgeons et leur membrane l'expression du mode que la nature emploie pour guérir la plaie.

Une solution de continuité qui doit suppurer présente les indications suivantes : arrêter l'hémorrhagie (indication commune avec les plaies qui ne suppurent pas et dont nous n'avons plus à nous occuper), maintenir ensuite l'inflammation dans de justes limites, c'est-à-dire, prévenir toute complication et faire parcourir à la plaie ses périodes ordinaires, enfin, combattre les complications qu'on n'a pu éviter. Le traitement local, le traitement général et le traitement des complications remplissent ces indications.

Le traitement local consiste en pansemens méthodiques qui ont pour but de rendre la plaie aussi petite que possible, de l'isoler du contact de l'air, des corps étrangers, des émanations miasmatiques et des vicissitudes atmosphériques, d'empêcher le séjour du pus, et de régler l'irritation nécessaire au travail réparateur.

Le rapprochement des bords de la plaie se fait par les bandages, la position et les bandelettes agglutinatives. Il doit être très-peu forcé, car les moyens employés produiraient de l'étranglement lors de l'arrivée de l'inflammation, si l'on serrait trop fortement. On applique ensuite sur la surface traumatique un linge fenêtré, graissé de cérat, que l'on recouvre de charpie sous forme de plumasseau, ou, à défaut de charpie, de coton, d'ouate, d'étoupe, de laine, d'éponge, de duvet de plume de typha placés entre deux linges fins et usés, en un mot de toute substance inerte douce et absorbante; par dessus on met quelques compresses, et après avoir assujetti le tout par une bande médiocrement serrée, on place la partie blessée dans la position la plus favorable au rapprochement des lèvres de la plaie, ou bien à leur écartement, si la perte de substance étant fort considérable, on redoute une difformité, résultat d'une cicatrice trop peu étendue. Quelques praticiens conseillent d'arroser l'appareil avec une décoction émolliente ou légèrement narcotique; cette pratique est bonne, elle entretient dans la plaie une température douce et humide qui favorise la formation du pus.

On ne doit point toucher à ce premier appareil avant le quatrième jour. On s'exposerait, en l'enlevant plus tôt, à entraîner avec la charpie la sécrétion membraniforme protectrice qui s'est faite à la surface de la plaie, par conséquent à entraver la marche du travail naturel et à occasionner de vives douleurs. A cette époque, la suppuration est établie, la membrane pyogénique, devenue épaisse et fort adhérente, protège les parties divisées, et les pièces d'appareil se détachent sans effort et sans douleur. Cette règle générale, de ne lever le premier appareil que le quatrième jour, subit cependant quelques exceptions : ainsi, dans les climats chauds, chez les enfants, le travail suppuratif marchant plus vite, on doit panser le deuxième ou le troisième jour. La souillure de la bande et des compresses, l'odeur infecte des liquides épanchés et décomposés forcent encore à toucher au premier pansement avant le terme ordinaire ; souvent néanmoins il suffit de renouveler les pièces extérieures en s'arrêtant aux portions de charpie adhérentes.

Pour lever le premier appareil et faire les pansemens successifs que nécessite une plaie en suppuration, il est certaines règles importantes que nous allons faire connaître, et desquelles un chirurgien capable et consciencieux ne s'écartera jamais : une heure au moins avant le pansement, l'appareil doit être imbibé d'eau tiède ; pour faire cette opération, il faudra garnir d'un drap d'alèze le lit du blessé, et arroser avec une éponge, ou bien, si cela est possible, mettre la partie dans un bain local. Tous les objets nécessaires au pansement seront préparés à l'avance sur une planchette et dans l'ordre de leur emploi, afin que la plaie reste le moins possible exposée au contact de l'air. Le chirurgien, pour faire le pansement, soulève lui-même la partie blessée, si c'est un membre, la confie à des aides après l'avoir mise dans une situation peu gênante et pour le malade et pour les manœuvres du pansement, et enlève couche par couche la bande, les compresses, la charpie et le linge criblé de trous. S'il éprouve quelqu'obstacle à cause de portions de charpie adhérant intimement à la plaie, il ne doit pas faire d'effort, mais bien se contenter de séparer la portion adhérente du reste par quelques coups de ciseaux. La plaie débarrassée de son pansement sera essuyée avec une éponge fine. Jamais on ne doit laver à grande eau la surface traumatique, comme on a trop souvent l'habitude de le faire; si les chirurgiens font un précepte de la propreté à l'égard des plaies, ils entendent la propreté dans les pièces d'appareil et non la propreté de la surface traumatique, car il est démontré qu'une couche de pus louable protège les bourgeons charnus plus efficacement que le linge le plus doux; c'est le meilleur topique qu'on puisse trouver. De douces pressions, une position convenable, des injections émollientes sont quelquefois nécessaires pour faire couler le pus des anfractuosités où il séjourne et produit de l'irritation en s'accumulant ou en se décomposant. Toutes ces manœuvres doivent être rapidement exécutées pour les raisons données plus haut; on doit même panser une plaie considérable au fur et à mesure qu'on la découvre. Le pansement nouveau est fait ensuite comme le premier, en suivant les mêmes règles; on n'a plus qu'à remettre la partie dans son ancienne position, si on l'a déplacée. On panse ordinairement les plaies une fois par jour, le matin, entre six et neuf heures. Si la plaie ne fournit qu'une petite quantité de pus, on ne renouvelle le pansement que chaque deux ou trois jours. Une plaie qui suppure abondamment réclame par contre deux ou trois pansemens par jour : un le matin, un second à trois heures, et un dernier à sept ou huit heures du soir.

Une méthode de pansement, à laquelle en nôtre qualité de chirurgien militaire nous devons une mention toute spéciale, consiste à ne faire pour les plaies que de rares pansemens et même à n'en faire qu'un seul jusqu'à entière guérison. Cette manière, érigée en méthode générale par les chirurgiens Espagnols, a été essayée par nos maîtres pendant les grandes guerres de l'Empire et de la République. Le baron Larrey cite plusieurs succès remarquables obtenus par des pansemens peu fréquents. Quoique cette méthode soit loin de réunir des avantages aussi nombreux que la méthode ordinaire, elle offrira une véritable ressource, quand le linge manquera, ou que le nombre exagéré des blessés ne permettra pas aux officiers de santé de leur donner des soins assidus (1).

Le traitement général comprend le repos du corps et de l'esprit, le régime alimentaire, les boissons, la pureté de l'air et sa température uniforme.

Le repos du corps est de première nécessité; il ralentit la circulation, régularise les fonctions principales de l'économie. Ses bienfaits du reste seront d'autant mieux appréciés par nous, que nous connaissons l'étroite sympathie qui unit une plaie au reste de l'organisme; malheureusement à l'armée il est difficile d'utiliser ce grand moyen, à cause des déplacement fréquens occasionnés par l'encombrement des hôpitaux temporaires et les mouvemens des troupes.

Le calme d'esprit n'a pas une moindre importance : aussi doit-on mettre tous ses soins à éloigner de ses blessés ce qui pourrait exciter trop énergiquement les passions et les sentimens. En captant leur confiance, il est facile de se rendre maître de leur moral.

La pureté de l'air, condition encore essentielle, sera obtenue par un choix convenable de locaux destinés aux blessés. Les premiers étages devront être préférés, si on a le choix. On

(1) Il est remarquable que les vers, les champignons qui se développent sur une plaie pansée rarement, n'entraînent pas la production d'accident; le travail n'en marche pas moins bien, le pus n'en est pas moins de bonne nature, et les bourgeons charnus de bonne qualité.

veillera à ce que la plus grande propreté règne autour des blessés. Les lits seront espacés de façon que chaque malade ait au moins vingt mètres cubes d'air à respirer. Avant et après les pansemens, après les distributions des alimens, l'air sera complètement renouvelé; enfin on entretiendra dans les chambres une température douce et uniforme. Comme rien n'est plus pernicieux pour les blessures que les changemens brusques de température, il faudra incessamment recommander aux soldats atteints de plaies, de se bien couvrir lorsqu'ils sortent de leur lit pour satisfaire un besoin, et lorsqu'on renouvelle l'air de leur chambre en ouvrant les croisées.

Le régime alimentaire doit attirer toute l'attention du praticien. La diète absolue prescrite à un soldat qui n'y est pas préparé, peut avoir de graves inconvéniens, aussi n'y doit-on arriver qu'insensiblement en prescrivant une alimentation légère peu excitante dans les premiers jours de la blessure. Il faut avoir égard, du reste, pour la quantité d'alimens à permettre, aux habitudes, à l'âge, à la constitution du sujet, au climat, à l'étendue de la lésion, enfin à un grand nombre de circonstances que l'expérience seule apprend à bien apprécier. Si la fièvre traumatique est intense, le blessé sera mis à la diète absolue ; une saignée générale pourra devenir nécessaire à cette époque chez un individu vigoureux, pléthorique. Pendant le cours de la période de suppuration, on augmentera graduellement l'alimentation, sans jamais atteindre le régime substantiel des soldats valides.

Les boissons devront être délayantes en général. La tisane d'orge édulcorée avec la réglisse ou le miel, et préparée suivant le formulaire des hôpitaux militaires, est la boisson la meilleure et la moins couteuse. En hiver cependant et dans les climats froids, on la remplacera avec avantage par une infusion aromatique ; en été et dans les pays chauds, par de la limonade.

Quelques médicamens spéciaux ont été considérés comme favorisant la marche régulière des plaies : ainsi les calmants et les opiacés à haute dose (Malgaigne), les purgatifs, l'arnica (1), et l'émétique (Lallemand). En traitant des plaies eu égard à leur siége, nous donnerons les indications des médicamens que nous ne faisons qu'énumérer ici.

Nous voilà arrivé au *traitement des complications*. Disons le d'abord, un bon traitement local et général préviendra presque certainement ces complications, mais si malgré les soins les plus rationnels, elles se présentent, il faut les combattre dès leur début et avec la plus grande vigueur. L'indication dominante des complications ou accidens des plaies est d'attaquer la cause, l'écarter ou la détruire ; après viennent les indications particulières de chaque accident, indications en rapport avec sa nature.

L'inflammation en excès doit être combattue par les cataplasmes, les fomentations émollientes, les saignées générales et locales suivant son intensité. On a souvent à la poursuivre et dans la blessure, et dans des organes éloignés enflammés sympathiquement. Si une inflammation organique préexistante a produit son effet sur la plaie, il suffit de traiter cette inflammation pour voir la plaie reprendre sa marche régulière.

Si au lieu d'être trop intense l'inflammation n'est pas suffisante, s'il y a comme on dit atonie des bourgeons charnus et état stationnaire, suivant la cause de cette atonie la conduite à tenir sera variable : ainsi l'atonie est-elle due à l'épuisement général du sujet ? On prescrira un régime toni-

(1) M. Bérard jeune a fait quelques essais sur l'emploi de l'arnica dans les blessures, et a constaté que ce médicament rend la fièvre traumatique moins intense et semble prévenir les accidens. En publiant ces résultats, M. Bérard dit que pour se prononcer définitivement, il faut attendre de nouvelles expériences.

que général dont les bases médicamenteuses seront le quinquina et le fer ; cette atonie est-elle le résultat d'une influence locale, la santé générale étant bonne ? Ce sera au traitement excitant local qu'il faudra recourir. Les décoctions de quinquina, de feuilles de noyer, d'écorce d'orme et de chêne, le vin miellé ou aromatique, le styrax, le basilicum, le nitrate d'argent, le sulfate de cuivre, l'alun calciné donneront aux bourgeons charnus le ton nécessaire à l'achèvement du travail cicatriciel. Prenons garde toutefois, en faisant usage du nitrate d'argent et de l'alun calciné, qui sont caustiques, de trop détruire, en voulant seulement exciter.

Dans le cas de végétation trop active des granulations avec saillie au-dessus du niveau des tégumens, le chirurgien réprimera les chairs exubérantes par la compression ou les caustiques, à moins que cette activité de végétation dont nous venons de parler ne soit due à un excès d'inflammation, qu'exaspérerait la cautérisation.

L'induration des bords de la plaie, suite d'une inflammation prolongée, mais non très vive, ou de la complication de varices existant dans le voisinage de la plaie, reclame les émolliens, les scarifications, la compression, et même l'excision.

Le croupissement du pus exige l'expulsion de ce liquide des cavités anfractueuses où il séjourne, soit par une pression permanente au moyen de compresses graduées, soit par des injections émollientes ou par des incisions bien ménagées.

L'épuisement suppuratif sera combattu par des pansemens bien faits et par l'usage d'un régime analeptique, aidé des préparations toniques de quinquina et de fer. Le sulfate de quinine à la dose de 1 à 2 décigrammes par jour sera très utile. En cas d'insuffisance de ces moyens, si la blessure affecte un membre, il faudra se résoudre à l'amputation : c'est une dernière chance de salut.

Le tétanos pour être convenablement traité demande impérieusement qu'on s'assure si c'est la plaie ou l'action de causes générales éloignées qui l'a produit. Si le tétanos vient de la plaie, c'est cette dernière qui devra fixer l'attention du chirurgien. Si la plaie n'est que pour peu de chose dans son invasion, c'est à l'accident qu'il faudra seulement s'adresser. Cependant il sera quelquefois utile, même dans ce dernier cas, d'appliquer des révulsifs à la plaie, un vésicatoire par exemple. Comme cela a lieu ordinairement pour toute affection grave dont l'art triomphe rarement, on a employé contre le tétanos la plupart des grands moyens de la matière médicale et de l'hygiène : c'est ainsi que les saignées, l'opium et le musc à des doses énormes, le castoréum, l'ammoniaque, les alcalis, l'acide nitrique, l'ipécacuanha, l'émétique, les frictions sèches et aromatiques, les bains simples et excitants ont à tour de rôle été tentés, préconisés et décriés. Le traitement qui parait à la majorité des praticiens le plus digne de confiance est le suivant : après avoir détruit ou écarté la cause provocatrice, le chirurgien fera placer le tétanique dans un lieu éloigné du bruit ; il l'environnera d'une température douce ; une ou plusieurs saignées générales et plusieurs applications de ventouses et de sangsues le long du rachis seront faites, en dosant les émissions sanguines d'après la gravité de l'accident et la force du sujet ; on prescrira des bains tièdes, des onctions huileuses et quelques calmants et opiacés sous forme de potion et à dose modérée ; pour le régime, la diète ou des bouillons ; le resserrement des machoires empêchant l'ingestion des liquides, il sera aisé de lever cet obtacle en plaçant une sonde œsophagienne dans l'une des narines.

Il en est jusqu'à présent des abcès métastatiques comme du tétanos, l'observation n'a pas encore trouvé un moyen bien efficace sur lequel le médecin puisse compter. Les toniques fixes et diffusibles, le diurétiques, les sudorifiques, les purgatifs et les émétiques, les bains de vapeur, les vésicatoires, indiqués par la théorie comme moyens qui doivent porter à l'extérieur les molécules purulentes infectant l'économie, ont échoué entre les mains des praticiens les plus distingués. C'est au début seulement qu'on peut espérer quelque succès, lorsque la phlébite primitive de la plaie n'a pas encore produit du pus et versé ce pus dans le torrent circulatoire. Les moyens les plus efficaces pour enrayer la marche de la phlébite sont les antiphlogistiques appliqués avec énergie : saignées générales, et surtout saignées locales successives, de manière à rendre l'écoulement du sang continu.

La pourriture d'hôpital réclame un traitement local et un traitement général : le premier consiste à modifier la plaie affectée, le second à désinfecter les lieux qui renferment les blessés et à s'opposer à l'intensité des phénomènes généraux qui signalent dans les principaux organes cette dégénérescence singulière des plaies. De tous les moyens locaux essayés, il n'en est pas de plus efficace que la cautérisation avec le fer rouge. Il faut, pour faire cette opération d'une manière convenable, essuyer la plaie, y faire des entailles profondes jusqu'au vif et convertir en escharres parties dégénérées, et couche superficielle des organes encore sains. Après la cautérisation on recouvre l'escharre de poudre de charbon et de quinquina, ou de toute autre poudre absorbante. On a besoin quelquefois de faire deux autres applications du cautère actuel. En même temps on fera dans les lieux occupés par les blessés des fumigations guytonniennes ; on renouvellera fréquemment l'air ; on isolera enfin les blessés, si par des soins bien entendus, on ne parvient pas à détruire le foyer d'infection. On combattra par la diète, les boissons émollientes, les évacuations sanguines générales ou locales, l'inflammation des voies digestives si fréquente dans la marche de la pourriture d'hôpital. Le tartre stibié ou l'ipécacuanha trouveront leur application dans les cas de simple embarras gastrique. Enfin, s'il y a prostration, sans phénomènes d'irritation viscérale, le sulfate de quinine sera utilement administré.

Le traitement général des plaies d'armes blanches et de leurs accidens que nous venons d'exposer est exactement celui des plaies par armes tranchantes ; nous n'avons rien à y ajouter. Quant au traitement des piqûres, il présente quelques différences utiles à signaler : ainsi, quand la piqûre est petite, une mouche de taffetas d'Angleterre ou de diachylon appliquée sur la petite plaie, et aidée du repos de la partie constituera tout le pansement. Mais si la piqûre siège dans des tissus très sensibles, très vasculaires, bridés par des aponévroses résistantes, comme à la paume de la main, à la plante des pieds, aux tégumens du crâne etc., ou bien dans des organes très importants, il faudra mettre en action le repos le plus absolu, les antiphlogistiques, les réfrigérants longtemps continués et le régime le plus sévère, afin de prévenir l'inflammation. On sera même forcé de débrider les aponévroses qui s'opposent au libre gonflement des tissus. Si malgré cette médication énergique, l'inflammation se déclare, les émolliens en topiques et en bains prolongés, les calmants, de nouvelles émissions sanguines et de nouveaux débridemens plus étendus formeront les élémens d'un traitement rationnel et efficace. L'amputation enfin pourra conserver la vie aux dépens d'un membre affecté de piqûre, dans lequel un phlegmon diffus très étendu et de vastes fusées purulentes se seraient déclarés avec leur cortège de phénomènes généraux graves.

Quand la cicatrice d'une plaie est complète, la tache du chirurgien n'est pas toujours terminée : il peut se faire que la cicatrice réclame quelques soins. Le tissu cicatriciel étant dépourvu de follicules, sa surface est quelquefois sèche et raide, produisant de la gêne dans les mouvemens ; des onctions huileuses, des bains gélatineux sont alors indiqués. Les cicatrices peuvent être le siége de douleurs vives qui, tantôt sont liées à l'existence de fortes adhérences et ne se développent que lors des mouvemens, et tantôt paraissent tenir à l'organisation imparfaite du tissu nouveau et se montrent surtout chez les vieux soldats, pendant les temps froids et humides, sans changement physique appréciable dans le tissu cicatriciel. On combat la première cause par des frictions huileuses, le massage, l'exercice, et enfin, en désespoir de cause, par l'incision des adhérences, si à la longue ces douleurs ne disparaissent pas. Les douleurs essentielles du tissu de cicatrice reçoivent un léger adoucissement de l'emploi des onctions calmantes, des bains simples et des bains de vapeur, et des eaux thermales.

Lorsque le tissu de nouvelle formation est peu solide, très imparfait encore, il se rouvre aisément sous l'influence des plus petites causes. Le chirurgien ne doit pas s'inquiéter de cet accident qui peut se répéter plusieurs fois; il n'y a souvent dans cette circonstance que destruction du vernis desséché de la surface cicatrisée, le chorion nouveau est intact et tout est bien vite réparé.

Une maladie de cicatrice très rare vient d'attirer tout récemment encore l'attention de l'Académie de Médecine; c'est une excroissance verruqueuse du tissu cicatriciel, sur la nature de laquelle on n'est pas d'accord, les uns la croyant formée de tissu squirrheux, les autres de tissu fibreux. L'excision de la tumeur, et, en cas de récidive, l'extirpation de la cicatrice sont les moyens à opposer à cette affection.

DEUXIÈME PARTIE.

DES PLAIES D'ARMES BLANCHES CONSIDÉRÉES DANS LES DIFFÉRENS TISSUS.

Des plaies du tissu nerveux (1).

Deux faits principaux, conséquences de la sensibilité exquise des nerfs et de la nature de leurs fonctions, dominent dans les lésions nerveuses : la paralysie et l'excès de douleur. Quand une plaie intéresse un nerf dans toute son épaisseur, l'influx nerveux est intercepté dans les organes auxquels ce nerf se distribue, et il y a perte instantanée dans ces organes de la faculté de sentir et de se mouvoir. Quand la section du cordon nerveux est imparfaite, il en résulte une douleur terrible, brûlante, bien intolérable et allant jusqu'à faire naître des spasmes, des convulsions et même le tétanos. On a vu néanmoins la section incomplète d'un rameau assez considérable n'occasionner qu'une douleur supportable qui ne tarde pas à se calmer, mais c'est l'exception.

Un nerf coupé se cicatrise de la même manière que la peau, le tissu cellulaire, etc. c'est-à-dire au moyen d'un tissu fibreux de nouvelle formation qui s'interpose entre les extrémités nerveuses séparées. La conséquence de cet isolement est l'anéantissement de la propriété conductrice du nerf; nous ne disons pas des fonctions de l'organe auquel il se rend, car on voit quelquefois après la cicatrisation le mouvement et la sensibilité reparaître dans la partie paralysée. Monro, Meckel, Beclard et beaucoup de chirurgiens modernes ont pensé qu'il n'y avait qu'un moyen d'expliquer le retour des fonctions d'un organe paralysé à la suite de

(1) Nous ne traiterons ici que des plaies des nerfs; celles du cerveau et de la moëlle seront examinées plus tard.

plaie nerveuse, c'était d'admettre la régénération du tissu nerveux, et ils ont admis cette régénération. Or, les nerfs ne se régénèrent pas, et la preuve, c'est que si l'on coupe tous les nerfs d'un organe, quelque soin que l'on prenne de replacer les extrémités nerveuses bout à bout, la paralysie qui suit cette section est incurable (1), tandis que cette paralysie peut se dissiper à la longue, si la lésion n'affecte qu'un seul des nerfs communs, les autres restant intacts. D'autres auteurs, niant en principe la régénération, ont expliqué le retour des fonctions perdues par les anastomoses des nerfs, ou par une prétendue atmosphère nerveuse pour laquelle la cicatrice ne serait pas un obstacle. Comme l'anatomie a prouvé qu'il n'y a pas d'anastomose nerveuse véritable, la base sur laquelle on s'était appuyé étant fausse, l'explication tombe naturellement; l'atmosphère nerveuse n'a pas davantage de fondement : d'abord rien ne démontre qu'elle existe; ensuite, supposé son existence bien établie, pourquoi dans les réunions les plus exactes des plaies du nerf unique d'un organe le mouvement et le sentiment ne reparaissent-ils jamais, après la cicatrisation? C'est dans une loi constante de l'organisme qu'on trouve la seule explication naturelle de ce qui se passe après la section complète des nerfs; voici cette loi : *Toutes les fois qu'une partie en puissance de plusieurs élémens d'animation en perd un, les autres augmentent d'énergie d'action, en raison directe de la perte éprouvée.* Si donc un organe redevient sensible et mobile à la suite de la section d'un des nerfs qui s'y rendent, il doit ce bienfait non pas au nerf conducteur, dont la fonction est abolie à tout jamais, mais bien à l'augmentation de l'activité des nerfs conservés.

(1) M. Cruvelhier a expérimenté sur les nerfs radiaux et sciatiques du chien, et jamais les organes animés par ces nerfs n'ont recouvré leurs fonctions; j'ai répété ces expériences avec soin, en réunissant exactement les extrémités divisées, et je suis arrivé aux mêmes résultats.

Ce que nous venons d'établir doit servir de base au pronostic; ainsi la paralysie d'une partie disparaîtra d'autant plus aisément que cette partie possédera un plus grand nombre d'élémens nerveux restés intacts, et il y aura incurabilité certaine, si le nerf unique d'un organe est sectionné complètement. Néanmoins, en général, il faudra être très-circonspect dans le jugement à porter. Une division incomplète entraîne un pronostic grave dans le cas de développement de convulsions et de tétanos. On tiendra compte enfin pour établir le degré de gravité de l'importance des organes paralysés.

Le traitement des plaies du tissu nerveux ne présente que deux indications spéciales : calmer la douleur excessive d'une section incomplète ; traiter la paralysie qui suit une division complète. On remplit la première indication en administrant les narcotiques à l'intérieur, en les appliquant sur les plaies, et si ces moyens simples échouent, en complétant la division du nerf par l'instrument tranchant, ou par les caustiques, petites opérations qui calment aussitôt la douleur. La deuxième indication exige après cicatrisation l'usage des vésicatoires, des frictions avec les linimens volatils et cantharidés, des douches, de l'électricité sous diverses formes.

Des plaies du tissu vasculaire.

Les phénomènes en sont différens, suivant que ce sont les capillaires, les artères, les veines ou les vaisseaux lymphatiques que l'instrument vulnérant a touchés ; c'est pourquoi nous étudierons à part les caractères des plaies de chacun de ces ordres de vaisseaux.

1.° *Plaies des capillaires.* Quand les capillaires sont seuls lésés, le sang s'écoule en nappe de tous les points de la plaie, en quantité proportionnée à l'étendue de la blessure et à la vascularité de la partie. Souvent l'écoulement de sang s'arrête de lui-même, un caillot se forme et le travail de cicatrisation commence; mais si la partie blessée est de nature érectile, ou si le sujet est prédisposé aux hémorrhagies par la préexistence d'une maladie générale comme le scorbut, le sang continue à couler et l'abondance de l'hémorrhagie peut occasionner la mort, si l'on n'y met pas obstacle. Pour arrêter ces hémorrhagies, il suffira souvent du rapprochement des surfaces opposées de la division, aidé d'une compression en rapport avec l'intensité de l'écoulement sanguin. Les réfrigérans et les astringens pourront encore trouver ici leur emploi. Il est rare que par ces moyens simples le chirurgien ne se rende pas maître de l'hémorrhagie des capillaires.

2.° *Plaies des artères.* Le sang qui s'échappe d'une plaie artérielle est vermeil, rutilant ; l'écoulement s'en fait au dehors par jets saccadés, isochrones aux battemens du pouls, qu'on suspend en comprimant l'artère entre la plaie et le cœur ; qu'on rend au contraire plus intenses en comprimant au-dessous. Pour que ces phénomènes soient sensibles, il est nécessaire que le sang ne rencontre aucun obstacle sur son passage. Si les lèvres de la plaie artérielle et celles de la plaie des autres parties molles ne sont pas parallèles, si l'artère après sa division complète s'est retirée dans quelque cavité de la blessure, si enfin les tissus voisins interceptent la communication avec l'extérieur, une portion du sang échappé du vaisseau sort en bavant de la blessure, et une autre portion s'infiltre dans le tissu cellulaire, où elle constitue en peu de temps des épanchemens considérables, nommés improprement *anévrysmes faux primitifs ou diffus*. Les symptômes de ces infiltrations sanguines sont faciles à reconnaître : d'abord on observe une augmentation considérable du volume des organes voisins, et quelquefois de la plus grande partie du corps, où le sang pénètre en gagnant de proche en proche ; la peau y est tendue, parsemée de vergetures livides ; et l'on sent à chaque contraction du ventricule gauche des battemens profonds ; au niveau de la solution de continuité de l'artère, la tension des tissus est moindre ; le sang s'y réunit en foyer qui se vide de temps en temps à l'extérieur; la pression détermine le même résultat. Si la division de l'artère est peu considérable, et qu'en même temps il y ait obstacle à l'écoulement du sang au-dehors, les lames celluleuses voisines sont refoulées par ce fluide qui ne sort du vaisseau que goutte à goutte, et au bout de quelque temps une tumeur circonscrite contenant le sang épanché apparait sur le trajet de l'artère : il s'est formé comme on dit un *anévrysme faux consécutif* dont les caractères pricipaux sont de se vider en partie par l'effet de la pression, d'offrir des mouvemens d'expansion et de retrait isochrones aux battemens du pouls, mouvemens qui ne sont plus perceptibles quand on comprime fortement entre l'anévrysme et le cœur. Avec ces symptômes la lésion d'une artère ne sera pas douteuse.

L'hémorrhagie des plaies artérielles s'arrête rarement d'elle-même et fait le plus souvent périr les blessés. La mort peut arriver de deux manières, ou bien elle est foudroyante, instantanée par l'effet d'une syncope, lorsqu'un tronc volumineux est largement ouvert; ou bien elle est moins prompte : le blessé pâlit, son corps se couvre d'une sueur froide; son pouls devient petit, misérable, rapide ; des syncopes se succèdent coup sur coup, des convulsions, du délire se manifestent, et la vie se termine dans une syncope ou dans un spasme général. Pour que la suspension spontanée ait lieu, il faut que quatre circonstances principales la favorisent : 1.° La rétraction de l'artère complètement divisée dans le tissu cellulaire (1); 2.° la forma-

(1) Ce retrait est un si bon moyen hémostatique, que Albernethy et Maunoir conseillent la section d'une artère qui n'a pas été complètement coupée par l'instrument vulnérant.

tion d'un caillot externe ; 3.° le rétrécissement de l'orifice artériel (1) ; 4.° la formation d'un caillot intérieur. Cette terminaison heureuse a lieu ordinairement pendant une syncope.

Qu'une hémorrhagie artérielle s'arrrête spontanément ou soit arrêtée par l'art, c'est en définitif à la formation d'un caillot sanguin, moyen de résistance provisoire contre l'impulsion du cœur que l'on doit ce résultat. Il est donc important d'étudier avec soin le mode de production de ce caillot bienfaisant, suivant l'étendue et la direction de la plaie, et de faire connaître ensuite les moyens que la nature emploie pour guérir définitivement la solution de continuité du vaisseau.

Si le cinquième de la circonférence d'une artère est coupé, les bords de la division s'écartent énergiquement, ce qui a fait admettre par les anatomistes des fibres longitudinales que la dissection ne saurait démontrer. M. Cruvelhier, attribue plus rationnellement cette rétraction aux fibres spiroïdes. Il se forme un caillot extérieur qui bouche l'ouverture ; un caillot intérieur est rendu impossible par le passage du sang dont la circulation n'est pas interrompue. Peu après le caillot externe s'organise, s'épaissit et offre une résistance suffisante à l'effort du sang, en prenant ses points d'appui sur les parties molles voisines; mais, bien qu'enfoncé dans la paroi de l'artère, il n'adhère pas à la membrane moyenne. Jean Louis Petit avait constaté cette disposition, et avait cru que c'était ainsi que les plaies d'artère se guérissaient ; ce célèbre chirurgien s'était trompé : quelqu'ancien que soit le bouchon organisé qui résiste au choc du sang après une plaie artérielle, ce n'est encore qu'un moyen provisoire qui peut d'un instant à l'autre laisser le sang s'échapper ; et l'on connait des exemples nom-

(1) Le rétrécissement de la lumière d'une artère divisée dépend de l'élasticité de la tunique jaune et de la contractilité de la celluleuse, qui, comme on le sait, est de nature dartoïde (tissu limite du musculaire et du cellulaire), chez les grands animaux.

breux d'hémorrhagie consécutive survenue longtemps après la formation du bouchon fibrineux, tel celui publié par Saviard, où l'on voit l'hémorrhagie se reproduire seize ans après l'accident.

L'artère est-elle divisée dans le quart, la moitié, les deux tiers de son calibre, les phénomènes sont les mêmes, sauf l'intensité plus grande de l'hémorrhagie, et la difficulté plus marquée que le bouchon fibrineux éprouve à se former. Mais quand les sept-huitièmes ou la totalité est coupée, outre le caillot externe, il se produit un caillot interne et la circulation est interrompue. Ce caillot interne, moyen provisoire comme l'externe, a son sommet dirigé vers le cœur et sa base à la plaie ; il s'étend jusqu'à la première collatérale. Bientôt après commence le travail définitif : il se fait aux dépens de la tunique celluleuse une sécrétion plastique qui, en s'organisant, devient membrane fibreuse ; le caillot s'absorbe ; enfin le vaisseau est oblitéré dans tout l'espace qu'occupait le caillot interne, et converti en un cordon fibreux analogue aux tégumens ombilicaux. A quelle époque le travail naturel que nous venons d'exposer est-il complètement terminé ? J. L. Petit a trouvé encore des traces du caillot interne un mois après l'accident. Il est probable que la durée du travail d'oblitération d'une artère dépend de son calibre, et du dégré d'inflammation adhésive, et pour cette raison je ne crois pas possible de le fixer rigoureusement. Si l'artère, au lieu d'être divisée suivant sa circonférence, est divisée suivant son axe, les phénomènes sont les mêmes, sauf un écartement moindre. De tout ce que nous venons de dire, il faut conclure que la guérison définitive d'une artère divisée n'est possible que par son oblitération, puisque la tunique principale formée de tissu jaune ne se reproduit pas, et que la guérison provisoire par le bouchon organisé de J. L. Petit doit inspirer des craintes pour l'avenir.

Les blessures artérielles sont en général fort graves à moins que l'artère lésée ne soit d'un petit calibre, car il y a danger non-seulement par l'hémorrhagie, mais encore par l'oblitération du vaisseau, si les collatérales ne se chargent pas de rétablir la circulation interrompue. Le jugement à porter sur les suites probables de ces blessures variera du reste d'après le calibre de l'artère, l'étendue de sa lésion et le mode d'écoulement du sang.

Le traitement des plaies des artères consiste à arrêter l'hémorrhagie et à obtenir l'oblitération du vaisseau divisé. Les moyens conseillés pour obtenir ces résultats sont les réfrigérans, les absorbans, les astringens, les escharotiques, le cautère actuel, la compression, la ligature et la torsion. Dans la pratique des armées la ligature comme moyen définitif et la compression aidée des absorbans et des astringens comme moyen provisoire doivent seules être employées. Nous nous contenterons de faire la description détaillée des modes d'application de ces deux grands moyens.

La ligature consiste à étreindre les vaisseaux divisés au moyen d'un cordon résistant et flexible, afin d'y arrêter la circulation et par conséquent l'hémorrhagie. Ce moyen hémostatique héroïque a été, dans les derniers temps surtout, l'objet de nombreux essais, sous le rapport de la nature de la substance employée, de son volume, du dégré de constriction nécessaire, et du temps qu'elle doit séjourner dans nos parties : quelqu'intéressants que soient ces essais, je les passerai sous silence, comme n'ayant pas une importance pratique suffisante.

Les liens les plus convenables pour étreindre les artères sont les fils de chanvre, de lin et de soie; ces liens doivent être solides, afin qu'on puisse les serrer convenablement, et cirés afin qu'ils aient plus de consistance, se ramollissent moins et offrent plus de prise au chirurgien. Quant à leur volume, on le proportionnera au calibre de l'artère à lier : un seul fil suffira pour une artériole, on en emploiera deux et même trois réunis en cordon pour les artères de moyen et de gros calibre. Scarpa, croyant qu'il n'était pas nécessaire de rompre les tuniques moyenne et interne pour obtenir l'oblitération d'un vaisseau artériel, a introduit dans la pratique l'usage des ligatures plates formées par plusieurs fils parallèles qu'on réunit en forme de rubans ; mais l'expérience a bientôt montré dans quelle erreur était tombé l'illustre praticien de Pavie, en prouvant que les ligatures plates ne réussissent que grâce à la division plus ou moins complète des tuniques interne et moyenne, et qu'elles ont l'inconvénient, qui n'est compensé par aucun avantage, d'irriter la plaie par le volume considérable d'un corps étranger nécessaire. Cependant il est des circonstances où ces ligatures sont utiles, c'est lorsqu'une inflammation qui a ramolli le vaisseau fait craindre sa section complète par les ligatures ordinaires ; dans tous les autres cas c'est à ces dernières qu'il faut donner la préférence.

Le mode d'application des ligatures est variable suivant les circonstances qui accompagnent les blessures d'artères. Si la plaie est large et la lésion artérielle accessible, il n'est besoin que d'une précaution préliminaire : suspendre la circulation par une compression exercée entre le cœur et la plaie. Si, au contraire, la solution de continuité commune est étroite, l'artère lésée profonde, une incision sert à rendre le vaisseau plus apparent. Le lieu d'application n'est pas toujours l'endroit lésé : lorsque le tissu artériel a subi quelqu'altération de texture, ou lorsque la tuméfaction énorme des organes infiltrés de sang dans les anévrysmes diffus rend l'accès du vaisseau impossible, il faut placer la ligature entre le cœur et la plaie dans les lieux de choix que l'anatomie désigne ; autrement, c'est au fond de la plaie que la ligature doit embrasser le vaisseau divisé.

Pour lier une artère au fond d'une plaie, le chirurgien, après avoir choisi un fil proportionné à la grosseur du vaisseau à étreindre, et s'être assuré que ce fil est suffisamment solide, saisit l'artère avec les mors d'une paire de pinces à disséquer et l'isole avec d'autres pinces des parties environnantes dans une petite étendue ; il fait ensuite embrasser la partie libre de tout organe étranger, par la ligature que les doigts d'un aide portent derrière les mors de la pince, et qui est ensuite serrée fortement et assujettie par un double nœud. L'aide chargé d'appliquer la ligature doit, pour exécuter cette manœuvre, suivre certaines règles : Ainsi il tiendra le lien par ses extrémités de manière à former une anse considérable et à commencer le nœud le plus loin possible du vaisseau ; fixant ensuite les extrémités du fil dans ses mains, il poussera le nœud avec ses pouces ou ses index, sur lesquels le fil sera réfléchi comme sur une poulie, pour produire la constriction.

Lorsque le vaisseau doit être lié ailleurs qu'à la plaie, l'opérateur s'assure d'abord de sa position anatomique exacte, le met à découvert en incisant les tissus couche par couche et avec la plus grande précaution, l'isole dans la plus petite étendue possible de la veine et du nerf qui l'accompagnent, ainsi que de la gaine commune, et passe au-dessous une sonde cannelée qui guide un stylet aiguillé armé d'une ligature. Avant de serrer le lien, il faut s'assurer scrupuleusement si le cordon saisi est bien l'artère et si l'on n'a pas entraîné avec elle une veine ou un nerf.

Quand la ligature est faite de l'une ou de l'autre manière, faut-il conserver les extrémités du lien à l'extérieur, ou les couper au niveau des nœuds ? Une des extrémités doit être coupée contre les nœuds, l'autre doit être conservée à l'extérieur, mais ne dépasser la peau que d'un à deux centimètres. On conçoit toute l'importance de ce précepte pour les circonstances de transport sur de mauvaises voitures; les ligatures offriront bien moins de prise en les coupant près de la peau qu'en leur conservant une grande longueur, et ne seront pas exposées à des tiraillemens capables de produire la section prématurée du vaisseau, et une hémorrhagie consécutive, souvent mortelle.

Voyons maintenant quels phénomènes se passent dans une artère étreinte fortement par un lien :

Les premiers effets sont une douleur vive mais très peu durable, et la rupture des tuniques moyenne et interne dans le quart, la moitié, les trois-quarts de leur circonférence; la tunique celluleuse seule résiste, et, soutenue par la ligature, fait obstacle à l'effort du sang; il se produit dans l'artère un caillot s'étendant jusqu'à la collatérale la plus rapprochée (1); la tunique celluleuse s'enflamme et donne lieu, si cette inflammation est modérée, à l'exsudation plastique qui s'organise et finit par oblitérer le vaisseau; le caillot est absorbé insensiblement. Que devient le corps étranger, l'anse de fil? Elle produit l'ulcération lente du tissu qu'elle embrasse, finit par le couper et se détache complètement. C'est à partir du dixième jour, terme moyen, que cet effet est obtenu; aussi doit-on à cette époque soumettre la ligature à de douces tractions, pour qu'elle n'irrite pas la plaie par sa présence devenue inutile.

Quand la ligature de l'artère principale d'un membre a été pratiquée, la circulation est interrompue dans la portion de ce membre située au-dessous, et il faut, pour que la vie s'entretienne, que les artères collatérales se développent et suppléent

(1) Le caillot se forme rapidement, et si, lorsqu'il est formé, on retire la ligature, il peut suffire pour empêcher toute hémorrhagie. C'est cette observation qui a inspiré l'idée des ligatures temporaires, qu'on enlève six à douze heures après leur application, dans le but de réunir, sans corps étrangers dans la plaie, et de prévenir l'ulcération du vaisseau et le retour de l'hémorrhagie.

le tronc qui les fournit. Or, quelquefois ce développement ne se fait pas, et la gangrène en est la conséquence. On a conseillé dans le but de favoriser l'abord du sang, de donner au membre une position telle que la circulation n'y rencontre d'autre obstacle que celui de la ligature, d'y entretenir une douce température ou d'y appliquer des topiques stimulans. Si la gangrène survient, on doit attendre qu'elle soit bornée, avant d'entreprendre les opérations que la mortification des tissus peut rendre nécessaires, comme l'amputation par exemple.

Nous avons dit que pour qu'une artère se ferme, il faut que l'inflammation y soit modérée; si cette inflammation est en excès, la ligature se détache avant que le travail de la nature soit assez avancé pour avoir produit une résistance suffisante à l'effort du sang, et l'hémorrhagie reparait. On préviendra ce facheux évènement par l'emploi rationnel des antiphlogistiques et des pansemens méthodiques.

La compression, moyen unique pour ainsi dire à opposer aux plaies artérielles avant la restauration de la ligature par notre *Ambroise Paré*, ne doit plus servir entre les mains des chirurgiens d'armée de notre époque, qu'à suspendre provisoirement les hémorrhagies artérielles. Cette compression s'exerce de deux manières, ou sur la lésion artérielle même, ou sur un des points choisis de l'artère blessée, entre le cœur et la blessure; on combine aussi les deux modes pour avoir plus de certitude. Pour qu'elle soit bien efficace, il faut qu'elle trouve derrière l'artère un point d'appui solide, os ou cartilage.

Les doigts sont de tous les moyens compressifs les plus avantageux, car ils sont intelligens et peuvent graduer la pression suivant le besoin; malheureusement ils perdent leur principal avantage en s'engourdissant, et la compression ne peut être continuée par eux au-delà d'un espace de temps fort court. Tantôt on comprime avec la pulpe du pouce, tantôt avec les quatre doigts réunis sur le trajet du vaisseau, ou encore avec une pelote sur laquelle on appuie la paume de la main. Si la compression est nécessaire pendant un espace de temps assez long, on fait reposer la main qui comprime en pesant sur elle avec l'autre main. Comme il est facile de le constater par soi-même, on n'a pas besoin d'une grande force pour appliquer exactement les parois d'une artère volumineuse l'une contre l'autre ; il s'agit seulement de comprimer bien perpendiculairement à l'axe du vaisseau et au plan sur lequel on le presse, et de bien assujettir l'os qui sert de point d'appui. Ce mode de compression, par les doigts avec ou sans intermédiaire, n'est applicable que pour permettre de faire une ligature ou de placer un bandage compressif permanent.

La plus simple manière d'arrêter provisoirement une hémorrhagie par les bandages compressifs, consiste dans une constriction circulaire opérée par un mouchoir solide plié en cravate. Les gens du monde appliquent facilement ce moyen, et l'on rapporte que Dupuytren encore enfant s'en servit assez adroitement pour sauver la vie à un de ses petits camarades. Pour arriver de là au garrot de Morel, il n'y a qu'à ajouter une compresse graduée ou une pelote, un bâtonnet et une plaque de corne, et remplacer la cravate par un lien de fil tissé solidement : la compresse, pour être fixée sur l'artère ; la plaque de corne, pour être placée à l'opposite et protéger la peau que pourrait froisser le bâtonnet destiné à tordre le lien en cet endroit, et à graduer la compression. J. L. Petit, peu satisfait du garrot, inventa un instrument plus complet, qui s'éloigne davantage de l'enfance de l'art, et auquel il donna le nom de *tourniquet*. Cet instrument ne diffère essentiellement du garrot qu'en ce que le bâtonnet y est remplacé par deux plaques de cuivre qui s'écartent à volonté au moyen d'une vis sans fin, et augmentent de cette manière la constriction du lac. Enfin, un dernier perfectionnement a été apporté aux instrumens compresseurs par Dupuytren, qui remplaça le lien mou par un arc métallique pouvant s'agrandir ou se rétrécir à volonté, aux extrémités duquel il plaça deux plaques fixes ou mobiles au besoin. Avec le compresseur Dupuytren on peut obtenir tous les degrés de compression désirés, sans gêner la circulation entre le point d'appui externe et l'artère comprimée, avantage que n'a ni le garrot, ni le tourniquet.

A l'armée on ne doit point compter sur ces moyens ; si on les a qu'on s'en serve, rien de mieux ; mais s'ils font défaut, qu'on sache les remplacer par les objets qu'on a toujours sous la main ; or, avec du linge on exercera une compression durable peut-être plus efficace et plus certaine, en s'y prenant convenablement. Veut-on exercer une compression directe avec un bandage simple ? Après avoir nettoyé la plaie, on applique le doigt sur la lésion de l'artère afin de s'assurer du degré de force nécessaire à la suspension de l'hémorrhagie ; on remplace ensuite le doigt par une boulette de charpie simple ou saupoudrée de poudre absorbante (charbon colophane, etc.); on soutient cette première boulette, puis on en applique de la même manière une seconde, une troisième et ainsi de suite, jusqu'à ce qu'on ait formé un cône résistant, dont le sommet correspond au vaisseau, et dont la base s'élevant au-dessus du niveau de la peau est comprimée par un aide pendant que le chirurgien termine son pansement par l'application de quelques compresses et d'une bande bien assujettie. Si le chirurgien juge convenable de ne pas comprimer dans la plaie afin d'éviter une irritation vive, il place une compression latérale au-dessus de la lésion, dans un endroit de choix, c'est-à-dire là où le vaisseau est peu mobile et appuyé sur un plan résistant ; il suffit d'une compresse longuette graduée, étendue sur le trajet de l'artère, et d'une bande solide destinée à la soutenir, pour opérer cette compression latérale.

3.° *Plaies des veines*. Les veines divisées donnent lieu, comme les artères, à un écoulement de sang ; mais en raison de ce que ce sang n'est pas doué d'une grande force d'impulsion, il ne s'écoule pas avec autant d'abondance, et il suffit de lui opposer la plus petite résistance pour l'arrêter. Cependant, quand un gros tronc veineux profondement situé est le siège d'une plaie considérable, il se produit un vaste épanchement intérieur auquel les blessés succombent ordinairement. Il existe encore une autre cause de mort prompte, c'est l'introduction de l'air, quand les veines principales du thorax sont atteintes. Enfin, les blessures veineuses feront courir de grands dangers, lorsqu'une inflammation en excès s'y développera et sera suivie de suppuration : je n'ai pas besoin de m'étendre sur ce dernier point, j'ai assez parlé du lien intime qui unit la phlébite suppurative aux abcès métastatiques. L'hémorrhagie veineuse se reconnaitra aisément à la coloration noire du sang, à son écoulement uniforme, augmentant pendant les efforts d'expiration, et par la pression exercée entre le cœur et la plaie, diminuant au contraire quand le chirurgien comprime au-dessous de la division, et quand le blessé respire naturellement.

Le traitement de ces sortes de plaies se résume en trois indications : 1.° arrêter l'hémorrhagie, et on y parviendra si elle est externe par la compression et les réfrigérans ; si elle est interne par des moyens généraux que nous exposerons plus tard ; 2.° prévenir l'entrée de l'air dans les veines lorsque la plaie occupe la zone veineuse où cet accident est possible : la réunion immédiate et la compression remplissent cette indication ; 3.° Prévenir la phlébite suppurative qui menace par les émissions sanguines, le repos, la diète, les boissons délayantes, etc. Quand il y a introduction de l'air à l'instant du coup dans une veine ouverte, on n'arrive jamais à temps pour essayer les moyens incertains que l'art possède contre cette terrible cause de mort.

Les artères et les veines accollées les unes aux autres, et placées dans une gaine commune, sont souvent atteintes en même temps par une arme blanche. Lorsque cette lésion simultanée se présente, il est facile de prévoir que le sang artériel trouvant une issue plus naturelle dans le canal veineux que dans le tissu cellulaire voisin, pénétrera dans ce canal veineux. Si l'on réunit la plaie dans ces circonstances sans lier l'artère, la cicatrisation des muscles, de l'ouverture supérieure de la veine s'opéreront, et le sang continuant de passer de l'artère dans la veine, un *anévrysme variqueux* sera produit. Ce passage du sang d'un vaisseau dans l'autre peut être direct (1); un kyste plus ou moins considérable peut établir une communication indirecte entre les deux vaisseaux. Le baron Larrey a observé de ces sortes d'anévrysmes dans presque toutes les artères volumineuses des membres et du tronc; ainsi à la fémorale, à la poplitée, à la brachiale, à l'axillaire, à la sous-clavière et aux carotides.

Le diagnostic de l'anévrysme variqueux est basé sur la pulsation de la veine blessée, sur un bruissement isochrone aux battemens du pouls, sensible au doigt et à l'oreille, sur la possibilité de faire cesser les pulsations par une compression faite entre le cœur et l'anévrysme, de les augmenter par la même manœuvre pratiquée au-dessous. La situation plus ou moins profonde de la veine fera varier l'intensité de ces symptômes : exagérés dans les veines superficielles, où l'on observe souvent une dilatation énorme, rendue facile par le défaut de résistance de la peau, il sont très peu marqués dans les veines profondes qui soutiennent des muscles et des aponévroses peu extensibles.

(1) Dans ce cas on appelle la maladie *varice anévrysmale*.

Si on compare les suites d'une plaie artérielle simple et d'une plaie artérioso-veineuse, on est presque conduit à considérer la lésion de la veine comme avantageuse, puisque l'anévrysme variqueux qui en est la conséquence présente moins de gravité que l'anévrysme faux consécutif; ce serait vraiment étrange que plusieurs blessés aient dû la vie à cette double lésion de vaisseaux! Notez que je ne veux faire qu'un simple rapprochement et qu'il faudrait un grand nombre de faits bien observés pour baser une opinion certaine à cet égard. Quoiqu'il en soit, les blessures simultanées des veines et des artères ne réclament pas d'autre traitement que les plaies des artères. Si l'on a à traiter un anévrysme variqueux consécutif, on peut souvent sans danger l'abandonner à lui-même ou conseiller quelques palliatifs, le port d'un bandage compressif en peau de chien par exemple. Ces anévrysmes en général occasionnent plus de gêne qu'ils ne sont graves; cependant, dans certains cas, rares il est vrai, l'augmentation considérable de la tumeur et des veines, la gêne des mouvemens et l'engorgement du membre nécessiteront l'emploi de moyens plus énergiques, la compression ou la ligature.

4.° *Plaies des lymphatiques.* Il est rare que l'on s'aperçoive de la lésion des vaisseaux lymphatiques dans une plaie commune à plusieurs tissus; ce n'est guères que dans les toutes petites solutions de continuité ayant leur siége dans des parties bien pourvues de vaisseaux de cet ordre, que s'offre l'occasion d'observer les phénomènes propres à leur lésion. Dans ce cas il s'écoule de la plaie une quantité de lymphe suffisante pour empêcher la réunion de s'opérer; où la réunion des tégumens a bien lieu, mais l'on voit bientôt apparaître au-dessous d'eux une tumeur indolente peu considérable, demi-transparente, qui disparaît par la pression et reparaît quand on cesse de comprimer; cette tumeur n'est rien autre chose qu'un amas de lymphe. La compression suffit presque toujours pour triompher de ces symptômes légers. Si on ne réussit pas en comprimant, la cautérisation, avec le nitrate d'argent, de la plaie non réunie ou de l'intérieur du petit kyste ouvert au préalable, fera justice de cette affection.

Des plaies du tissu musculaire.

Ce que nous allons dire des lésions de ce tissu s'applique spécialement aux muscles de la vie de relation. En raison de la contractilité des fibres musculaires, la division de ces fibres est suivie du plus grand écartement possible ; c'est la seule particularité qu'offrent les phénomènes primitifs des plaies musculaires. Le tissu musculaire ne se reproduisant pas et la guérison ayant lieu par une substance fibro-celluleuse, il est utile de donner quelques détails sur ce mode de cicatrisation, qui est différent suivant que la plaie suppure ou ne suppure pas. Si la réunion peut être obtenue par le rapprochement exact des surfaces opposées du muscle coupé, celui-ci conserve son épaisseur à l'endroit de la plaie ; l'agglutination du tissu s'est faite fibre à fibre par l'épanchement plastique et il n'en résulte pas de difformité. Si au contraire un trop grand écartement ou toute autre cause provoque de la suppuration, quelle que soit l'épaisseur du muscle, ses extrémités divisées s'affaissent jusqu'à former une lame fibreuse aussi mince que possible, et l'on croirait, à voir la cicatrice enfoncée qui en résulte, qu'il y a eu complication de perte de substance. De plus, le tissu cicatriciel adhérant intimement à toutes les parties lésées, peau, muscles, tendons, gêne considérablement la contraction du muscle et rend quelquefois cet organe tout à fait impuissant.

Le traitement général des solutions de continuité est applicable aux plaies musculaires ; quoi qu'en disent certains chirurgiens la suture est très utile pour maintenir rapprochées les extrémités des muscles coupés en travers ; mais il est bon de la modifier suivant les cas : ainsi, a-t-on affaire à une énergique rétraction, la suture enchevillée, qui s'appuie sur une large surface de peau sera préférée à la suture entortillée, et on l'aidera puissamment par la position et les bandages.

Dans les divisions complètes des tendons doit-on encore avoir recours à la suture ? Oui, sans doute, et la suture est non-seulement utile, à mon avis, mais encore indispensable. Il est vrai que souvent l'effet consécutif de cette pratique sera de rendre la cicatrice adhérente et de gêner les mouvemens ; mais avec le temps, la difformité disparaitra en partie et le tendon reprendra ses fonctions. Supposé même qu'il y ait toujours de la gêne dans le glissement du tendon réuni, ne vaut-il pas mieux conserver un mouvement embarrassé que de le perdre tout-à-fait ? La rétraction de l'extrémité mobile du tendon divisé est quelquefois si considérable qu'on est obligé pour la saisir aisément de faire précéder la suture d'une petite opération préliminaire, l'incision de la gaine tendineuse. Quant au mode d'application de la suture, on s'est demandé si l'on devait coudre les tendons séparément ou comprendre la peau dans la suture. La réponse est difficile : en effet, d'une part, en cousant le tendon isolément, on est forcé d'inciser la peau pour retirer les anses de fil, et de mettre l'organe à nu, ce qui est capable d'en causer l'exfoliation ; et d'autre part, en comprenant la peau et le tendon dans la suture, on court le risque de voir la section de la peau s'opérer par le fil, et l'écartement des extrémités tendineuses qu'on s'est efforcé de rapprocher, se reproduire. Je pense que le praticien doit se régler sur l'énergie de rétractilité : si la tendance à l'écartement est peu forte, rien n'empêche de comprendre la peau ; dans le cas contraire, le tendon doit être cousu séparément.

Des plaies du tissu osseux.

Les caractères anatomiques des os et les fonctions dont ils

sont chargés donnent aux plaies de ces organes une physionomie propre que nous allons faire connaître.

Les armes blanches font aux os des solutions de continuité très variées : ainsi, tantôt il n'y a qu'une simple marque, résultat de l'action d'une pointe, tantôt une incision avec ou sans éclat, ou bien une division complète, ou enfin une séparation d'une pièce considérable d'avec le tout. Comme les os sont fort résistans, il est utile de remarquer que l'arme agit toujours autant en brisant qu'en coupant.

Les blessures des os guérissent avec ou sans suppuration. S'il y a production de pus, le tissu osseux s'enflamme et fournit son contingent en bourgeons charnus ; mais auparavant, il y a élimination de la surface osseuse soumise au contact de l'air, ou bien, pour me servir du terme consacré, *exfoliation*. Ce travail préliminaire, constant chez les adultes, est extrêmement rare chez les enfants. Il est encore sensible ou insensible : sensible, quand la portion osseuse superficielle est portée au-dehors tout d'une pièce ; insensible quand les molécules calcaires les plus externes sont absorbées et disparaissent une à une dans le torrent circulatoire. L'exfoliation une fois terminée, la cicatrisation marche rapidement, les bourgeons charnus emplissent les vides et se réunissent aux bourgeons des parties molles pour constituer le tissu fibreux cicatriciel qui est entièrement uni à la surface osseuse lésée et qui y fait adhérer les organes voisins. Si la division osseuse est complète, des bourgeons charnus partis des deux extrémités ne tardent pas à se mettre en contact, à s'agglutiner et à se convertir en tissu cartilagineux, puis osseux, qui rétablit la continuité de l'os. Si la plaie des parties molles est réunie et l'os blessé mis par là à l'abri du contact de l'air, on observe les phénomènes des fractures ordinaires ; seulement, dans le cas de section complète, la consolidation arrive très lentement. D'après Lamotte, ce genre de plaie exige pour être guérie le double de temps nécessaire à la consolidation d'une fracture simple.

Les plaies des os sont en général peu graves par elles-mêmes. Pour établir leur pronostic on tiendra compte de la lenteur du travail de guérison et des lésions de fonctions, suites de la violence du coup et des adhérences possibles avec les tissus mobiles.

Dans les plaies osseuses simples, piqures, incisions, la conduite à tenir sera de rapprocher la plaie des parties molles comme si l'os n'était pas atteint. Lorsque la division sera complète, on combinera le traitement général des plaies et celui des fractures, c'est-à-dire qu'après avoir réuni les lèvres de la plaie extérieure, on maintiendra les extrémités osseuses rapprochées par un bandange à fracture. Lorsqu'une portion d'os et les parties molles qui la recouvrent, seront détachées complètement du corps, la plaie qui en résultera sera pansée comme une plaie compliquée de perte de substance qui doit suppurer. Enfin, si la pièce d'os détachée est recouverte de parties molles encore adhérentes, on réappliquera le lambeau et on le maintiendra par les moyens ordinaires.

Des plaies des articulations.

Les articulations mobiles des membres composées de tendons, ligamens, os et cartilages, au milieu desquels sont emprisonnés des organes vasculaires et sensibles, et une membrane synoviale souvent considérable, réunissent tout ce qu'il faut pour que leurs plaies soient d'une extrême gravité : en effet, cette disposition anatomique s'oppose au libre développement des tissus irrités par la blessure, complique fréquemment l'inflammation d'étranglement et provoque la manifestation de symptômes locaux généraux fort dangereux.

Les plaies des articulations qui ne pénètrent pas dans la capsule synoviale doivent être assimilées aux plaies des parties sensibles bridées par des aponévroses, et exigent le même traitement. Quant aux plaies pénétrantes, bien plus graves que les précédentes, elles diffèrent essentiellement de tout ce que nous avons dit jusqu'à présent, et par leurs symptômes, et par leur marche, et par leurs suites. Il n'est pas toujours aisé de diagnostiquer qu'une arme a pénétré dans la capsule d'une articulation : en effet, si l'instrument est piquant, étroit et dirigé très obliquement, le parallélisme de la plaie externe et de la plaie interne est détruit, et il n'y a pas écoulement du liquide synovial, signe pathognomonique ; dans les plaies larges, au contraire, la synovie qui s'écoule et qu'on reconnait à ses caractères physiques ne laisse aucun doute sur la nature de la lésion (1). Dans le doute, faut-il introduire une sonde afin de s'assurer matériellement de la pénétration ? Gardez vous bien de cette pratique ; elle occasionnerait des accidens graves que ne compenserait pas l'avantage de connaître au juste l'étendue de la plaie ; et agissez dans l'hypothèse de la plus grande gravité, c'est-à-dire comme si la plaie était pénétrante.

Le degré de gravité de ces blessures est établi sur la nature du corps vulnérant et sur celle de l'articulation blessée. Les instrumens piquans font, toutes choses égales d'ailleurs, des plaies plus dangereuses que les armes tranchantes. Il y aura d'autant plus de craintes à avoir sur les suites d'une lésion articulaire, que celle-ci aura été opérée dans une articulation serrée environnée d'une grande abondance de tissu fibreux, et que la capsule synoviale a un développement plus considérable.

Quand la plaie pénétrante est sans complication de corps étrangers ou d'épanchement de sang abondant, on doit d'a-

(1) Il faut prendre garde de confondre la synovie articulaire avec le liquide qui lubréfie les coulisses tendineuses, et ne prononcer la pénétration qu'après mûr examen.

bord mettre la capsule synoviale à l'abri du contact de l'air. Si c'est une piqûre qu'on a à traiter, plusieurs carrés de diachylon superposés en pyramide seront appliqués sur la plaie et maintenus par un bandage compressif que l'on arrosera de temps en temps avec de l'eau fraiche, afin de prévenir une inflammation trop intense; le repos, la diète et la saignée aideront ce traitement local. Si c'est une arme tranchante qui a ouvert largement l'article, il est du devoir du chirurgien de rapprocher le plus promptement possible les surfaces opposées de la plaie ; il se conduira ensuite comme pour une piqûre. Mais tous les moyens que nous venons d'indiquer seront le plus souvent inefficaces, si on ne donne pas à l'articulation atteinte le repos le plus absolu ; et il ne suffit pas de condamner le blessé à garder le lit, et de placer le membre sur des coussins dans la position la plus favorable, car le blessé faisant pendant son sommeil des mouvemens involontaires, il s'ensuit de l'irritation dans la plaie et des accidens graves qu'on avait eu jusqu'alors le bonheur de conjurer ; il est encore indispensable de maintenir l'articulation dans la situation qu'on lui a donnée. On emploie dans ce but les bandages à fractures ordinaires, ou des gouttières de fer-blanc ou de carton solide qui sont fixées au membre par des courroies, de manière à faire un tout avec lui. Dans le traitement des plaies articulaires, il est bon de se rappeler que les tissus fibreux, doués d'une vitalité peu énergique, ne manifestent que tardivement leurs phénomènes d'irritation, et qu'une fois enflammés, ces tissus reviennent difficilement à leur type normal. C'est pour cette raison qu'il ne faut pas se relacher trop vite de la rigueur du traitement préventif qui devra être continué pendant quinze et vingt jours, si on ne veut pas s'exposer à déplorer les conséquences terribles d'une trop grande précipitation.

Quand l'inflammation n'a pu être prévenue et se déclare

énergiquement, ce n'est guères que du quatrième au sixième jour de la blessure. Une douleur sourde, profonde, est éprouvée par les blessés; cette douleur ne tarde pas à devenir très-vive, et on s'aperçoit alors que la peau qui recouvre l'articulation devient chaude et rouge, et est le siège d'une forte tension; à ces phénomènes locaux se joignent de la fièvre, des phénomènes de gastricité, du malaise, de l'agitation et quelquefois même du délire et des convulsions. Arrivée à ce degré, l'inflammation articulaire peut, si elle est convenablement traitée, se terminer par résolution : alors la tension diminue, la douleur se calme, les phénomènes généraux s'amendent et finissent par disparaître. Elle peut se terminer par suppuration, quand on n'entrave sa marche par aucun obstacle; dans ce cas, le pus se fait bientôt jour par la solution de continuité, si celle-ci est suffisante pour lui livrer passage. Lorsque la plaie ne permet par la sortie du pus, celui-ci séjourne dans l'articulation, altère la synoviale, les ligamens, les os et les cartilages, et au bout d'un temps assez long annonce sa présence à la peau par des tumeurs multiples. Quelquefois la suppuration diminue graduellement, des bourgeons charnus couvrent toute la surface articulaire dont la cavité finit par s'oblitérer, et la guérison est obtenue. Mais le plus souvent la terminaison est moins heureuse : le pus amassé dans les anfractuosités de l'article s'y altère et fuse le long des muscles et des os; de nouveaux foyers purulens se manifestent; et le blessé succombe, soit à l'épuisement suppuratif, soit à l'un des nombreux accidens qui traversent la marche des plaies qui suppurent. Enfin, l'inflammation aigue peut se terminer par le passage à l'état chronique, lorsqu'il y a prédisposition scrophuleuse du sujet, ou lorsque le traitement antiphlogistique n'a pas été employé avec assez de vigueur et que le blessé s'est servi trop tôt de son membre. C'est dans ces circonstances qu'apparaissent ces altérations nombreuses et variées que les chirurgiens ont désignées sous le nom peu approprié de *tumeurs blanches*, et qui nécessitent tôt ou tard l'amputation du membre qui en est affecté.

C'est aux antiphlogistiques les plus énergiques qu'on doit avoir recours pour attaquer avec quelqu'espoir de succès les accidens inflammatoires qui se manifestent à la suite d'une plaie d'articulation : on saignera copieusement le sujet ; on appliquera sur l'article lésé un nombre de sangsues proportionné à l'intensité des symptômes inflammatoires, et on rendra l'écoulement du sang permanent en renouvelant les sangsues jusqu'à ce que l'on ait obtenu une amélioration notable. On fera suivre les émissions sanguines des irrigations d'eau fraiche dont nous avons parlé. Il va sans dire que le repos absolu, la diète et les boissons délayantes contribueront énergiquement à rendre les évacuations sanguines efficaces. Il faudra surtout long-temps insister sur le repos, de crainte du passage de l'état aigu à l'état chronique. Lorsque la suppuration est formée, si la plaie est considérable, il n'y a qu'à soigner les pansemens pour faciliter l'arrivée des bourgeons charnus. Si la plaie est petite et l'écoulement du pus difficile, la conduite à tenir est d'empêcher la stagnation de la matière purulente par des contre-ouvertures convenables. Enfin, si l'abondance de la suppuration et l'altération profonde des élémens de l'articulation menacent les jours du sujet, l'amputation, dont l'indication doit être bien saisie par le chirurgien, sera la seule chance de salut.

Les complications de corps étrangers et d'épanchemens sanguins ajoutent à la gravité du pronostic des plaies des articulations, lorsque les premiers nécessitent pour leur extraction des manœuvres capables d'irriter, lorsque l'étroitesse de la plaie force à abandonner à la nature le soin d'absorber le sang épanché ; car, s'il est vrai que l'on possède des exemples d'épanchemens sanguins considérables qui se sont résorbés, on a vu aussi quelquefois une violente arthrite produite par des caillots de sang contenus dans un article, entraîner la nécessité d'une amputation et même conduire à la mort. Quand la plaie est large, on doit, avant de réunir, la débarrasser scrupuleusement des caillots sanguins qu'elle renferme.

DES PLAIES D'ARMES BLANCHES CONSIDÉRÉES DANS LES ORGANES EN PARTICULIER.

§ I. *Des plaies de tête.*

Il n'est pas en chirurgie de sujet plus important par la variété et la puissance des organes lésés, la multiplicité des symptômes propres et la gravité des accidens ou complications, que l'histoire des plaies de tête; aussi le chirurgien doit-il en faire une étude toute spéciale, afin de bien remplir les indications nombreuses qu'elles présentent.

Ces blessures se divisent naturellement en celles du *crâne* et celles de la *face*.

Plaies du crâne. Nous les examinerons successivement: 1.° Aux parties molles extérieures; 2.° aux os; 3.° au cerveau et à ses enveloppes.

Les plaies des parties molles du crâne ont une gravité particulière due à la grande quantité d'élémens fibreux vasculaires et nerveux mélangés qui entre dans la composition anatomique de ces parties, à la forme arrondie de la surface osseuse qui les soutient, enfin au voisinage du cerveau et des méninges. C'est à ces causes qu'il faut attribuer: 1.° les douleurs vives que quelques-unes de ces plaies déterminent; 2.° l'inflammation, l'hémorrhagie et l'étranglement auxquels elles sont sujettes; enfin 3.° l'encéphalite ou la méningite qui se développe par continuité de tissu.

La *douleur* excessive de ces plaies tient souvent à la lésion incomplète d'un filet nerveux et réclame l'emploi des moyens que nous avons indiqués : la section complète du nerf ou sa cautérisation.

L'*hémorrhagie* ne s'observe guère que dans les plaies par instrumens tranchans. Elle peut être primitive ou consécutive. La compression en triomphe facilement, la ligature dans la plaie étant rendue presque impossible par le petit volume des vaisseaux coupés, et leur rétraction au milieu du tissu fibreux. On est néanmoins, en certaines circonstances, obligé de recourir à la ligature de branches plus volumineuses dont les ramifications sont supposées fournir l'écoulement de sang, surtout lorsque plusieurs hémorrhagies consécutives se succèdent rapidement et épuisent le sujet par leur abondance (1). La torsion dans la plaie sera quelquefois applicable.

L'*inflammation*, fréquente à la suite des piqûres, assez rare au contraire à la suite des plaies par armes tranchantes, se présente sous deux formes: l'erysipèle et le phlegmon diffus.

L'*érysipèle traumatique* offre à peu près les mêmes caractères que celui de cause interne : de la rougeur, puis de l'œdème, des symptômes d'irritation du tube digestif, quelquefois du délire et même une céphalo-méningite sympathique qui peut tuer les blessés.

Le *phlegmon diffus*, que Dupuytren considérait comme une des maladies les plus graves dont l'homme puisse être atteint, consiste dans l'inflammation phlegmoneuse du tissu cellulaire situé au-dessous de l'aponévrose cranienne. C'est

(1) Chez un artilleur qui avait reçu un coup de bâton sur le coronal, j'ai observé jusqu'à six hémorrhagies consécutives, qui se faisaient par une toute petite surface ulcérée. L'ulcération se guérissait après l'hémorrhagie et se rouvrait ensuite pour laisser échapper du sang en abondance. La ligature des deux branches principales de la temporale superficielle fit cesser cet état de choses ; la plaie se cicatrisa définitivement et l'hémorrhagie ne reparut plus.

ordinairement du quatrième au sixième jour de la blessure que les premiers phénomènes se manifestent ; on observe des frissons, des maux de tête, des nausées, des vomissemens, de la fièvre avec redoublement vers le soir, et du délire ; le cuir chevelu acquiert bientôt une telle sensibilité que le plus petit attouchement détermine des douleurs insupportables ; il se tuméfie, devient œdémateux. Cette tuméfaction s'étend souvent au front et aux oreilles ; la tête prend quelquefois un volume considérable. A cette époque, si le malade ne succombe pas à la propagation de l'inflammation aux méninges et au cerveau, la suppuration se forme ; on sent bientôt çà et là des points de fluctuation ; le pus se rassemble en foyers, fuse de toutes parts, et les abcès ouverts spontanément ou par l'art, laissent couler une grande quantité de pus mélangé à des lambeaux grisâtres, produits de la mortification de l'aponévrose cranienne et du tissu cellulaire. Quand le pus est évacué, la tête diminue de volume, les phénomènes généraux s'amendent, et l'on pourrait croire à une terminaison favorable ; ce calme n'est qu'apparent, car sous l'aponévrose cranienne, le péricrane est altéré, et les os découverts doivent nécessairement se nécroser dans une étendue considérable et donner lieu à une suppuration qui finit par épuiser les sujets et les conduire le plus souvent au tombeau.

La gravité de l'inflammation aux plaies des parties molles du crâne fait considérer comme principales indications du traitement de ces plaies, de prévenir cette complication et de la combattre énergiquement, si elle se présente. Or, de tous les moyens conseillés, il n'en est pas de plus héroïque que le débridement, soit qu'il y ait menace ou manifestation des phénomènes primitifs du phlegmon diffus. Ce débridement, pour qu'il soit efficace, doit comprendre toute l'étendue de la plaie ; l'incision cruciale est ce qu'il y a de mieux. On aidera ce moyen par les émolliens, les émissions sanguines, le régime, les boissons délayantes et laxatives, les pediluves sinapisés, etc. Si la suppuration est formée, il faut multiplier les incisions sur le cuir chevelu afin d'empêcher le séjour du pus, la mortification du tissu cellulaire et l'altération du péricrane et des os, tous accidens fréquemment mortels et qu'on doit s'attacher plutôt à prévenir qu'à combattre.

Les plaies des os du crâne présentent une foule de variétés auxquelles les anciens chirurgiens ont donné des noms bizarres inutiles pour la pratique. Lorsque ces plaies sont dues à une arme piquante, elles peuvent être bornées à la superficie des os ou bien les traverser de part en part sans toucher au cerveau, ou encore consister dans le soulèvement d'un petit éclat osseux encore adhérent, ou bien complètement détaché (1); l'instrument vulnérant peut s'être brisé et sa pointe demeurer dans l'os; enfin, la table vitrée peut être fracturée dans une étendue qui n'est pas en rapport avec l'arme et la plaie de la table externe. La piqûre simple d'un os ne réclame que le traitement des piqûres des parties molles; il en est de même de la perforation complète sans complication d'esquilles détachées et de corps étrangers. Mais si ces complications existent, l'indication la plus pressante est de les lever; après avoir débridé la plaie, il est souvent facile de saisir avec de fortes pinces les pointes d'instrumens qui offrent prise et de les extraire avec ménagement sans causer d'ébranlement au cerveau. Si ces corps sont cassés au niveau des os, il faut avoir recours à l'application d'une couronne de trépan sans pyramide, engagée dans une plaque de carton trouée qui en fixe les mouvemens. Les esquilles, après avoir été détachées des parties

(1) Il est important de tenir compte, dans les plaies du crâne, des différences anatomiques individuelles de cette boîte osseuse, car le crâne est quelquefois si mince qu'il est brisé par le coup le moins violent, tandis qu'il résiste chez certains individus à des chocs terribles.

molles par le bistouris, seront enlevées une à une au moyen des pinces ordinaires.

Les instrumens tranchans peuvent produire une simple division superficielle fort simple, à laquelle il suffit le plus souvent d'appliquer le traitement des solutions de continuité des parties molles; cependant, je ferai observer que dans le cas de contusion des os, l'exfoliation est inévitable et que c'est seulement après l'achèvement de ce travail de séparation, que la guérison est définitive. J'indique assez par là que le rapprochement des parties molles ne doit pas être tenté avant la sortie de la portion d'os nécrosée. Le crâne peut être traversé complètement par les armes tranchantes; sauf les complications possibles d'hémorrhagie veineuse et artérielle qu'on arrête facilement par la compression, (1) et de présence de cheveux entre les lèvres de la solution de continuité, le traitement n'est pas différent de celui qu'exigent les divisions superficielles. Quelquefois une portion osseuse plus ou moins considérable est entièrement détachée de la dure-mère mise à découvert. Les variétés de cet enlèvement d'une calotte de la sphère cranienne modifieront le traitement à suivre : si les parties molles sont détachées en même temps que la portion d'os qu'elle recouvrent, il faut panser la plaie qui en résulte comme une plaie avec perte de substance; les os s'exfolient, la dure-mère se recouvre de bourgeons charnus et la cicatrice confond tous les organes lésés par le corps vulnérant. Si les tégumens tiennent encore, ils doivent être réappliqués et avec eux la portion d'os, si celle-ci est considérable et bien adhérente; dans le cas contraire, ce n'est qu'après l'avoir extraite que le rapprochement sera opéré. Je n'ai pas besoin de dire qu'il est indispensable de mettre en usage les moyens

(1) Cette compression se fait avec un bouchon de cire ou de liége introduit dans le canal osseux du vaisseau.

énergiques du traitement des plaies graves, afin de prévenir les accidens que la proximité de l'encéphale fait redouter. Après la guérison, on protégera le cerveau rendu facilement vulnérable à l'endroit de la perte de substance du crâne par une plaque en métal, ou mieux en cuir bouilli. Quelquefois il sera nécessaire que ces plaques exercent une légère compression, pour que les fonctions cérébrales s'exécutent intégralement.

Outre l'érysipèle et le phlegmon diffus, accidens qui leur sont communs avec les plaies des parties molles, les lésions du crâne sont sujettes à des complications graves qui leur sont propres. Ces complications sont la commotion et la contusion du cerveau, l'ostéite, la phlébite des veines du diploé, l'encéphalite et la compression du cerveau.

La *commotion* résulte de l'ébranlement violent qu'éprouve le cerveau à l'instant de la blessure; pour qu'elle ait lieu, il faut que le corps vulnérant agisse avec une grande force. Les coups de sabre, de hâche, de lance, occasionnent fréquemment la commotion, mais à des degrés différens, depuis un simple engourdissement et une sensation de bluettes lumineuses qui passent devant les yeux, jusqu'à une perte de connaissance de plusieurs jours, et un assoupissement plus ou moins profond, avec froid général, concentration de la circulation, défécation et mixtion involontaires. Il n'est pas probable que les armes blanches puissent déterminer une commotion assez forte pour produire une mort instantanée. Ce qui caractérise essentiellement cet accident, c'est qu'il a son summum d'intensité à l'instant du coup et que ses phénomènes vont ensuite en diminuant et disparaissent bientôt tout-à-fait : ainsi, après les premiers symptômes d'une commotion forte, le pouls se relève, la chaleur reparaît, à la stupeur succède un sommeil profond; lorsque l'on secoue ou l'on pince le blessé, il donne, sans s'éveiller, des marques d'impatience; plus tard, il ouvre les yeux pour les refermer aussitôt, d'un air de mauvaise humeur, comme s'il était mécontent qu'on interrompe son sommeil; quelque temps après, il est possible de fixer son attention; il entend les questions qu'on lui adresse, mais il ne les comprend pas; il y répond par des mots inintelligibles; ses idées sont encore incohérentes. Enfin, après un espace de temps variable, la tendance au sommeil disparaît et les idées redeviennent nettes et précises comme par le passé. La commotion qui accompagne les plaies d'armes blanches ne réclame que l'usage de moyens simples destinés à rendre de l'énergie aux principales fonctions, tels qu'un cordial à l'intérieur, des frictions sur tout le corps, des odeurs fortes placées sous le nez des blessés, des sinapismes ou des vésicatoires promenés sur les extrémités inférieures.

La *contusion du cerveau* est un accident fort grave qui consiste dans la lésion organique, l'attrition des parties contuses. Elle complique plus fréquemment qu'on ne le croit, les plaies du crâne par armes tranchantes; il est en effet mathématiquement impossible qu'elle n'ait pas lieu quand une calotte osseuse un peu considérable est détachée, la dure-mère restant intacte. Dans ce cas, la contusion est directe ou immédiate. Au contraire, elle est, à mon avis, fort rarement produite par l'ébranlement de la masse encéphalique sous l'influence du choc des instrumens tranchans qui ne détachent pas une portion du crâne. Les armes piquantes lourdes et mues avec une extrême vitesse, sont plutôt capables d'occasionner une contusion indirecte ou par contre-coup. Quoiqu'il en soit, il n'est pas possible de reconnaître de suite la contusion cérébrale, fût-elle étendue au quart d'un hémisphère; ce n'est que du quatrième au cinquième jour de la blessure que ses phénomènes se manifestent, et ce sont ceux de l'encéphalite. Comment savoir alors qu'il y a eu contusion?

La violence du coup peut seule faire supposer la préexistence de l'état contus des parties, et malheureusement ce n'est pas suffisant pour établir un diagnostic certain. Néanmoins, dans le doute, il est prudent de se conduire comme si la contusion était prouvée et de l'attaquer vigoureusement par les émissions sanguines abondantes, les réfrigerans et les autres moyens que nous avons énumérés pour les blessures graves. Cette thérapeutique énergique sera d'autant plus souvent couronnée par le succès que les contusions causées par les armes blanches sont peu considérables et par conséquent susceptibles de se terminer par résolution.

Les os du crâne peuvent s'enflammer à la suite de leurs blessures les plus simples, et de cette inflammation résulte souvent la nécrose et même la carie. Tant que les phénomènes inflammatoires sont limités à l'os, il n'y a rien d'inquiétant, mais qu'ils se propagent, et cela arrive trop souvent, à la dure-mère et au cerveau, et voilà une encéphalite, une méningite, une collection de pus entre les os et la dure-mère qui se développent et aggravent la situation du blessé. Un autre danger tient à la disposition anatomique vasculaire du diploé des os, je veux parler de la grande quantité de veines que ce tissu spongieux renferme ; ces veines s'irritent, s'enflamment, sécrètent du pus, et ce pus, poussé dans le torrent circulatoire, infecte l'économie toute entière et donne naissance à ces vastes abcès du foie et des poumons que les chirurgiens du siècle dernier avaient bien observés, mais dont ils n'avaient pas su saisir la véritable cause.

L'*encéphalite* est la plus fréquente de toutes les complications des plaies du crâne. Qu'elle soit causée par l'extension de l'inflammation osseuse, par la présence d'esquilles et de corps étrangers, ou par la contusion de la substance cérébrale, elle offre à peu près les mêmes phénomènes. De la chaleur au front et aux tempes, une douleur fixe, située ordinairement dans le point du cerveau correspondant à la blessure, en sont les premiers symptômes. Bientôt apparaît une rigidité convulsive très marquée dans les muscles, du côté du corps opposé au siège de l'inflammation; ce symptôme est caractéristique de la congestion sanguine, il peut être accompagné de délire, mais cela n'a lieu que lorsque la phlogose envahit les deux hémisphères à la fois; le plus souvent les facultés intellectuelles sont intactes. A cette époque, l'inflammation peut se résoudre, et tout rentrer dans le calme, mais ce n'est pas le cas le plus fréquent. Le plus ordinairement, à la contraction spasmodique des muscles succède la paralysie, qui annonce la désorganisation de la portion de cerveau enflammée; la sensibilité devient obtuse, ou est détruite en même temps que le mouvement; la désorganisation fait des progrès; du pus s'accumule en foyer, comprime les portions saines voisines; les principaux organes ne reçoivent plus la stimulation nécessaire à l'exercice régulier de leurs fonctions; le blessé tombe dans un coma plus ou moins profond; sa respiration devient stertoreuse; ses membres soulevés retombent comme des masses inertes; enfin, la mort suit de près ces symptômes graves (1). Souvent, à ces symptômes se joignent ceux d'une méningite concomitante; on observe alors un délire de forme variable, une agitation générale, des soubresauts de tendons, des convulsions, une fièvre intense, de la soif, des vomissemens, de la chaleur à la peau, une respiration gênée, suspirieuse; ces symptômes précèdent le coma et la résolution des membres. La durée de l'encéphalite ne saurait être fixée d'une manière

(1) Il est digne de remarque que les cadavres des sujets qui succombent à la commotion, à la compression et à l'encéphalite, se putréfient avec une grande rapidité. Quelques heures après la mort, on rencontre tous les signes d'une décomposition très avancée.

rigoureuse ; les blessés qui en sont atteints succombent du septième au vingtième jour. Cependant elle n'a pas toujours cette terminaison fatale ; nous avons vu qu'elle pouvait se résoudre après la période de congestion ; elle est encore susceptible de guérison pendant la période de suppuration ou de désorganisation ; le pus est alors absorbé, et il ne reste plus que la paralysie incurable des muscles, que la portion de substance cérébrale désorganisée mettait jadis en action. Elle se termine aussi par son passage à l'état chronique.

Tous les praticiens s'accordent pour recommander, dans la période de congestion de l'encéphalite, les saignées générales et locales abondantes et répétées, bien entendu lorsque la cause productrice a été soustraite. Il ne faut pas attendre que la contraction spasmodique des muscles se manifeste pour agir ; les premiers symptômes indiquent déjà les évacuations sanguines ; aussi le chirurgien doit-il surveiller attentivement son malade et ne pas perdre une minute ; plus tôt l'inflammation cérébrale est attaquée, plus grandes sont les chances de réussite. Après les saignées, le meilleur moyen est le froid appliqué sur toute la tête ; pour cet effet, on emploie une vessie contenant de la glace pilée ou des compresses imbibées d'eau fraîche et souvent renouvelées ; quelques praticiens conseillent les affusions d'eau froide. On fait usage encore avec avantage des révulsifs combinés aux antiphlogistiques, surtout lorsque ces derniers n'ont pas entièrement triomphé de l'inflammation ; les sinapismes, les vésicatoires, les sétons, les moxas, à l'extérieur ; les laxatifs et les drastiques, à l'intérieur, sont les révulsifs auxquels on donne la préférence. L'émétique en lavage, si préconisé par Desault, rend de grands services entre les mains d'un chirurgien prudent. La période de suppuration doit être traitée de la même manière que la période d'irritation, surtout s'il existe encore des traces de phlogose intense ; dans le cas contraire, il faut insister davantage sur les révulsifs. Enfin, s'il se manifeste des symptômes de compression, résultat de l'accumulation du pus en foyer, c'est à ouvrir le plus promptement possible ces abcès que le chirurgien doit s'attacher.

Il nous reste à décrire un dernier accident, qui n'est souvent qu'une suite de ceux que nous venons de passer en revue, c'est *la compression du cerveau*. Le cerveau peut être comprimé dans de certaines limites, sans que cette compression soit trahie par le plus léger symptôme; mais quand la compression devient considérable, elle donne lieu à des symptômes très-évidens. Ces symptômes sont les suivans: quelques heures ou quelques jours après la blessure, le sujet tombe dans un coma profond avec résolution des membres, respiration bruyante, difficile, pouls lent, petit, et succombe bientôt. Si la résolution des membres ne se déclare pas instantanément, elle est précédée de mouvemens convulsifs et de contractions spasmodiques dans les muscles d'un côté du corps. La sensibilité ne s'éteint pas non plus de suite, car si on pince la peau d'un membre au début de l'accident, le blessé se plaint et retire le membre pincé. Les causes de la compression sont : une fracture avec enfoncement; une hémorrhagie interne, suite de la division des vaisseaux qui rampent à la surface interne du crâne ou dans les circonvolutions du cerveau; une collection de suppuration entre la dure-mère et les os; un abcès dans l'épaisseur même du cerveau, produit d'une contusion ou d'une encéphalite. Quand l'accident qui nous occupe est dû à l'action des deux premières causes, le diagnostic n'en est pas difficile; en effet, la compression exercée par un enfoncement du crâne se déclare à l'instant du coup, et elle est à l'instant arrivée au degré d'intensité qu'elle doit avoir, tandis que la commotion, seul accident qu'on pourrait confondre avec elle, va en diminuant et n'a pas du reste les mêmes caractères. Pour la compression produite par l'accumulation du sang qui s'échappe d'un vaisseau ouvert, il suffit de savoir que ses phénomènes se montrent quelques heures après la blessure et vont en augmentant insensiblement jusqu'à la mort, pour qu'on la reconnaisse, aucune autre complication n'ayant une marche analogue. Mais le diagnostic n'a plus cette certitude dans les cas de compression consécutive amenée par une collection purulente, et l'on se demande souvent, est-ce aux phénomènes d'une encéphalite très-étendue, est-ce aux phénomènes de compression que j'ai affaire? On est réduit, pour résoudre cette question épineuse, à des suppositions plus ou moins probables. Ce n'est que lorsque les symptômes ont acquis en très-peu d'instans une grande gravité qu'on peut croire raisonnablement à une compression déterminée par un abcès. Dans certaines circonstances, après avoir diagnostiqué la compression, il faudra encore en diagnostiquer le siège, afin d'y porter le remède. L'observation nous fournit quelques données qui doivent servir de guide à l'occasion : ainsi la paralysie et la rigidité des membres inférieurs semblent liées à la lésion des corps striés, tandis que l'altération des couches optiques paraît produire les mêmes effets dans les membres supérieurs. La perte de la mémoire et de la parole suit, d'après M. Bouilland, l'altération des lobes antérieurs, et M. Foville pense que la désorganisation du cervelet détruit la sensibilité générale.

Le traitement préventif de la compression est contenu dans ce que nous avons dit précédemment; c'est en attaquant les causes qui la déterminent, qu'on la prévient, et sauf le cas d'hémorrhagie interne, on peut presque toujours y parvenir. Quant au traitement curatif, il varie suivant la cause productrice. Si c'est du sang épanché en abondance, le plus souvent l'art est impuissant; on appliquerait un nombre considérable de couronnes de trépan, qu'on ne parviendrait pas à enlever les caillots solides qui remplissent la base du crâne. Si c'est un os enfoncé, les élévatoires, et en cas d'insuffisance de ces derniers, le trépan mettront les os de niveau. Si c'est du pus, il peut être épanché sur une vaste surface entre la dure-mère et la voûte cranienne, et y être solidifié en partie ; le trépan ne remédiera guère mieux à cette compression qu'à celle produite par du sang caillé. Quand, au contraire, le produit de la suppuration est réuni en foyer, soit sur la dure-mère, soit dans la cavité de l'aracnoïde, ou bien dans la substance cérébrale elle-même, le chirurgien doit l'y aller chercher avec ses instrumens, le trépan pour les os, le bistouri pour les parties molles. Il ne faut pas craindre de pénétrer dans les circonvolutions à une profondeur d'un à deux centimètres, car l'expérience a prouvé que l'incision des fibres cérébrales superficielles n'occasionne pas d'accidens.

Les plaies du cerveau joignent aux dangers du moment ceux de l'inflammation consécutive de l'organe lui-même ou de ses membranes. Quand elles affectent la superficie, elles ne produisent ni douleur ni phénomènes primitifs graves (1) ; et s'il se manifeste des accidens, ils sont dus à l'ébranlement causé par la pénétration du corps vulnérant au travers des os. Quand elles siégent dans les parties centrales au contraire, elles sont souvent mortelles à l'instant du coup. Tantôt il y a simple piqûre, tantôt division dans une étendue plus ou moins grande ; tantôt enfin il y a perte de substance d'une tranche plus ou

(2) Paroisse, dans ses *Opuscules de Chirurgie*, rapporte l'observation de vingt-deux blessés atteints de plaies de tête. « Chez douze, dit-il, les plaies étaient de la largeur de la paume de la main ; une grande portion de la dure-mère et du cerveau avait été enlevée par des coups de sabre portés horizontalement ; les dix autres étaient moins maltraités. Eh bien ! tous ces hommes avaient fait un long voyage à pied, préférant parcourir par jour cinq à six lieues plutôt que de s'exposer au tourment affreux occasionné par les secousses des charrettes. Ces plaies n'avaient été pansées que tous les deux ou trois jours. »

moins épaisse du cerveau. Ces blessures se reconnaissent à la sortie par la plaie extérieure d'une bouillie grisâtre qui n'est rien autre chose que la substance cérébrale ; on peut même voir au fond d'une plaie large la solution de continuité du cerveau. Lorsque la plaie est étroite, il est moins aisé de diagnostiquer la pénétration ; en effet, il ne sort le plus souvent rien que du sang, et l'œil ne peut pas s'assurer de la réalité d'une lésion qu'on suppose. En se faisant représenter l'instrument, en comparant ses dimensions à celles de la plaie du crâne et des parties molles, en tenant compte de la force avec laquelle le coup a été porté, enfin en introduisant avec la plus grande précaution un stylet boutonné dans la blessure, on supplée au défaut des signes ordinaires.

Les plaies du cerveau se cicatrisent comme les plaies des autres organes ; le mécanisme en est le même, et c'est toujours du tissu fibro-celluleux qui sert à réunir les fibres divisées, car le cerveau ne se répare pas plus que les muscles et les nerfs. Il n'y a de particulier dans ces plaies que la hernie de portions considérables de substance cérébrale, qui souvent dépassent la plaie extérieure, et que l'on peut retrancher impunément, et la tendance extrême à végéter qu'ont les bourgeons charnus ; si on ne met pas obstacle au développement de ces derniers, ils forment souvent en dehors des parties molles un champignon mollasse qui reparait presque aussitôt qu'on l'excise. Une compression faite au moyen d'une lame de carton ou de plomb s'oppose efficacement à ces hernies du cerveau et de ses bourgeons.

Les plaies du cerveau peuvent être compliquées de tous les accidens que nous avons décrits à la suite des plaies du crâne; elles guérissent quelquefois avec assez de facilité, mais le plus souvent elles déterminent une inflammation dont l'intensité et les suites ne peuvent être mesurées d'une manière générale.

Le traitement de ces blessures est le même que celui des plaies du crâne. C'est surtout à prévenir l'inflammation du cerveau et de ses enveloppes que l'on doit s'attacher.

Maintenant que nous avons parcouru la série des diverses espèces de plaies qui affectent le crâne, nous croyons utile de résumer en quelques mots les indications que présentent ces plaies, et les moyens de remplir ces indications. Il faut :

1.° Raser les cheveux; extraire les corps étrangers, cheveux, portions d'armes, esquilles ; rapprocher les lèvres de la plaie des parties molles et les maintenir par de longues et larges bandelettes de sparadrap; appliquer sur la tête de la glace pilée contenue dans une vessie ou des compresses imbibées d'eau fraiche ; ces dernières suffisent ordinairement, on réserve la glace pour les cas d'inflammation.

2.° Eloigner les phénomènes de commotion, s'ils existent, par les excitants; placer le blessé dans un lieu faiblement éclairé et éloigné du bruit ; lui maintenir la tête élevée, prescrire la diète, les boissons rafraichissantes et délayantes, les lavemens simples ou huileux ; pratiquer des évacuations sanguines proportionnées à la gravité de la blessure.

3.° S'assurer deux fois par jour au moins, si le front n'est pas chaud, si une irritation encore latente ne se trahit pas par une douleur que la pression développe; interroger avec soin les principaux appareils, afin d'y maintenir le calme nécessaire à la cure de la plaie de tête.

4.° Aussitôt que les premiers symptômes d'irritation se manifestent, appliquer des sangsues au front et rendre leur action prolongée en en réappliquant de nouvelles, quand l'écoulement de sang diminue ; continuer les irrigations froides ; insister sur ces moyens pendant plusieurs jours.

5.° Si on ne parvient pas à faire avorter l'inflammation, lever l'appareil, soustraire la cause appréciable des accidens par le débridement, l'extraction des esquilles et le relèvement des os enfoncés, et revenir aux émissions sanguines générales et locales, en les aidant par des révulsifs internes et externes.

6.° Donner issue au pus par la trépanation, lorsque les phénomènes de la compression sont bien manifestes.

Les plaies de la face n'ont que peu de caractères spéciaux. Sauf les blessures qui intéressent l'œil et ses annexes, elles guérissent habituellement sans accident; mais quoique peu graves en général pour leurs suites, elles n'en réclament pas moins toute la sollicitude du chirurgien à cause de la difformité désagréable qui résulte de leur cicatrisation vicieuse. C'est donc à rendre la cicatrice aussi peu visible que possible que les efforts de l'homme de l'art doivent tendre, et il y parviendra fréquemment en neutralisant par la suture l'effet nuisible de l'extrême mobilité du visage.

Nous étudierons les plaies à l'œil et à ses annexes, au nez, à l'oreille, aux lèvres et aux joues, à la bouche.

Plaies de l'œil et de ses annexes. Les piqûres du sourcil qui intéressent le nerf frontal peuvent produire l'amaurose, c'est la seule particularité à mentionner. Celles des paupières ne sont le plus communément accompagnées d'aucun accident; cependant, le voisinage de l'œil et du cerveau expose ces derniers organes à l'inflammation par l'extension de l'inflammation siégeant aux paupières. L'on cite même des exemples où ces plaies ont été suivies de mort causée par cette complication (1). Il faut donc, pour éviter ce résultat, surveiller l'inflammation de la plaie, et en prévenir l'extension au globe de l'œil et au cerveau par un traitement antiphlogistique énergique. Les plaies des paupières par armes tranchantes offrent peu ou beaucoup d'écar-

(1) Petit, de Namur, en rapporte deux observations, et Dupuytren une.

tement, suivant qu'elles sont transversales ou perpendiculaires; cela s'explique par la disposition anatomique du muscle orbiculaire. Si on abandonne à elle-même une division perpendiculaire de toute l'épaisseur d'une paupière jusqu'au bord libre, la cicatrisation des lèvres de la plaie s'opère isolément et il en résulte une difformité appelée *lagophthalmie*. Il est donc essentiel de rapprocher exactement les deux bords de semblable solution de continuité et de les maintenir en rapport exact. On emploie dans ce but et avec avantage les sutures entrecoupée et entortillée; un moyen meilleur encore, dû au professeur Dupuytren, consiste, ou bien à lier de chaque côté un pinceau de cils, de croiser les fils et de les tirer dans une direction opposée jusqu'à ce qu'on ait obtenu le contact des bords de la plaie, et de les fixer par des bandelettes de sparadrap; ou bien de réunir les cils voisins de chaque lèvre de la division en un faisceau unique à la base duquel on applique une ligature. On ne doit pas laisser ces ligatures appliquées au-delà de trois à quatre jours; un séjour plus prolongé irriterait les bulles ciliaires et occasionnerait une fluxion inflammatoire capable de compromettre le succès de l'opération.

En raison de la sensibilité exquise de l'œil et de la délicatesse de ses élémens constituans, les plaies qui affectent cet organe lui font éprouver de nombreuses altérations desquelles résultent, non seulement la gêne ou l'abolition complète de la vision, mais encore une inflammation intense dont la terminaison peut être rendue fatale par les irritations sympathiques qu'elle éveille dans l'encéphale et ses membranes; aussi doit-on appliquer à ces plaies le traitement des plaies graves, en ayant grand soin de préserver l'organe de la vision de l'action stimulante de la lumière. Les petites piqûres de l'œil guérissent souvent sans que la vision soit dérangée, à moins qu'elles n'occupent le centre de la cornée, et alors la cicatrice opaque qui en est la conséquence, intercepte le passage des rayons lumineux. Il peut en être de même de plaies plus considérables, lorsqu'il ne s'est pas écoulé au dehors plus du quart environ de l'humeur vitrée : la plaie se cicatrise et les humeurs perdues se réparent, mais en partie seulement, car l'œil reste moins gros que celui du côté sain. Si la division est large, les humeurs s'écoulent en totalité, l'œil est perdu sans ressource et se convertit en un petit moignon motile, sur lequel on peut appliquer un œil artificiel destiné à masquer la difformité.

Les plaies des parties molles et des parties dures, des nerfs, des vaisseaux, du tissu cellulaire graisseux, de l'orbite, et celles de la glande lacrymale ne présentent pas d'autres indications que de prévenir l'inflammation et de calmer les douleurs par un traitement énergique. Souvent les armes piquantes prennent le chemin de la cavité orbitaire pour arriver au cerveau; dans ce cas, la gravité de la blessure des parties molles de l'œil est effacée devant celle d'une plaie pénétrante du cerveau qui est instantanément mortelle quand elle attaque les parties centrales, et qui, lorsqu'elle siège dans la superficie de l'organe, occasionne des accidens consécutifs dont le moindre est une paralysie durable d'un des côtés du corps.

Plaies du nez. On traite les plaies du nez qui n'intéressent que la peau et les cartilages comme celles des autres parties, en les réunissant par la suture. Quand les os sont brisés, afin d'éviter la difformité, il faut relever les portions osseuses enfoncées, et les maintenir soulevées par des bouts de sonde de gomme élastique introduits dans les narines. Nous avons vu qu'un nez complètement détaché pouvait être réappliqué avec quelque chance de succès; on doit donc dans semblable circonstance tenter la réapplication. Si on échoue, on panse la surface dénudée comme les plaies avec perte de substance;

après la guérison, ou l'on fait porter au blessé un nez artificiel, ou l'on remplace la portion perdue par un emprunt fait ailleurs en suivant une des nombreuses méthodes de la *Rhinoplastie*. Ne serait-il pas préférable de pratiquer ce raccoutrement dans les premiers jours de la blessure?

Plaies de l'oreille. Ce que nous venons de dire des plaies du nez s'applique en tout aux plaies de l'oreille externe. Si une arme piquante pénètre dans le conduit auditif en perforant la membrane du tympan, en brisant ou détachant les osselets, il en résulte fréquemment une otite interne grave, qui peut se propager au cerveau et aux méninges, et produire une encéphalite; l'indication consiste à modérer l'inflammation par un traitement antiphlogistique des plus énergiques.

Plaies des joues et des lèvres. Ces plaies et celles des parties molles du menton ne présentent de spécial qu'une grande tendance à l'écartement, et un écoulement sanguin abondant : la compression ou la ligature se rend facilement maîtresse de l'hémorrhagie, la suture bien faite triomphe de l'écartement. Les plaies des parotides exigent l'emploi d'une assez forte compression; le but qu'on se propose d'atteindre, en comprimant ces plaies, est d'empêcher la salive de s'interposer incessamment entre les bords de la division et de nuire à leur agglutination. Lorsqu'il est démontré par un écoulement abondant de salive d'une plaie de la joue que le canal de sténon a été complètement coupé, le chirurgien doit de suite s'attacher à prévenir une fistule salivaire : si la plaie traverse toute l'épaisseur de la joue et pénètre dans la cavité buccale, il suffit de placer une mèche du côté de la bouche et de la porter jusqu'au niveau du canal coupé au moyen d'un fil que l'on fixe sur la joue; on rapproche ensuite par les moyens ordinaires, et quelques jours après, on laisse tomber la mèche dans la bouche, en coupant le fil extérieur. Si la joue n'est pas traversée, on la perce de part en part à l'endroit du canal et l'on se conduit comme dans le cas précédent. L'omission de ces précautions n'entraîne pas nécessairement la formation d'une fistule. On a des exemples de plaies de la joue, avec section du canal de sténon, qui se sont réunies sans fistule, la salive reprenant son cours naturel, au moyen d'un petit sac intermédiaire aux deux bouts du conduit divisé.

Les plaies de la langue sont remarquables par l'extrême facilité avec laquelle elles guérissent. Elles peuvent quelquefois être compliquées par une hémorrhagie intense, contre laquelle on emploiera d'abord des solutions astringentes, ou la compression avec les doigts, et, si ces moyens échouent, la cautérisation par le fer rouge. Les plaies à lambeaux de cet organe nécessitent quelques points de suture entrecoupée.

Nous ne dirions rien des plaies du voile du palais, si elles n'exigeaient pas une suture particulière, dans le cas de division verticale jusqu'au bord libre de toute l'épaisseur de ce voile mobile. Pour pratiquer cette suture on se sert de petites aiguilles très recourbées et d'un instrument en forme de pinces, appelé porte-aiguille par M. Roux, son inventeur; cet instrument sert à porter les aiguilles armées de fil au fond de la bouche. A défaut du porte-aiguille, des pinces à pansement pourraient faire le même office, mais l'opération serait plus difficile.

§ II. *Des plaies du cou.*

Le cou contient proportionnellement à son volume une plus grande quantité de vaisseaux considérables, de nerfs volumineux et d'organes spéciaux, qu'aucune autre partie du corps. Cette disposition anatomique donne aux plaies de cette région des caractères particuliers et souvent très-graves qui obligent à modifier les règles générales de traitement contenues dans notre première partie. Les seules plaies de la face postérieure ne présentent aucune particularité, quand elles ne vont pas jusqu'à la moëlle épinière.

Rien n'est plus fréquent que l'hémorrhagie à la suite des plaies des faces antérieure et latérale du cou; il n'est pour ainsi dire pas possible qu'elle manque lorsque la plaie a un peu d'étendue, tant les vaisseaux y sont nombreux. Nous avons indiqué ailleurs les moyens d'y remédier, nous ferons ici la remarque que la compression, même provisoire, n'est point applicable dans cette région à cause de la gêne qu'elle produit dans la circulation de la tête et dans la respiration.

La lésion des gros nerfs entraine à sa suite des accidens souvent formidables, le désordre ou la cessation des fonctions pour les organes auxquels ces nerfs se distribuent, des douleurs très-vives, des spasmes, des convulsions et même le tétanos. Quand ces derniers accidents sont dus à une division incomplète, il n'est pas possible d'y porter remède en achevant la section du nerf affecté; car qui oserait, par exemple, couper le nerf phrénique, ou le nerf pneumo-gastrique lésé par une piqûre? Et ensuite, le débridement de la plaie, pour aller à la recherche du nerf, produirait probablement un désordre plus grand qu'il n'aurait d'avantage. On est réduit à l'emploi des antispasmodiques et des moyens généraux que nous connaissons.

La moëlle épinière peut être blessée au cou par les armes piquantes, sans que la colonne osseuse qui la protège soit entamée; on sait en effet que les apophyses épineuses des vertèbres cervicales laissent entr'elles, en haut surtout, un intervalle dans lequel la pointe étroite d'un instrument vulnérant peut s'engager, intervalle rendu plus grand encore par la flexion de la tête sur la poitrine. Il peut aussi y avoir eu fracture des lames vertébrales. La pointe de l'instrument peut être restée dans la blessure. Lorsque la moëlle est atteinte au-dessus de la naissance des nerfs respirateurs et dans une certaine étendue, la mort est instantanée ou presque instantanée. Lorsque la plaie est située au-dessous de l'origine de ces nerfs, le blessé survit quelque temps et même guérit parfois.

Le diagnostic des blessures de la moëlle qui ne tuent pas instantanément est assez facile; la perte du sentiment et du mouvement dans un des côtés du corps les fait reconnaître. Il est même possible de déterminer exactement, d'après les symptômes, le siège exact et l'étendue de la lésion : on sait en effet que la perte du mouvement correspond à la section des faisceaux antérieurs, et celle du sentiment à la section des faisceaux postérieurs.

Ces plaies sont extrêmement graves, non seulement par leurs conséquences immédiates, mais encore par la myélite qu'elles déterminent fréquemment. Si on parvient à les guérir, le blessé conserve une paralysie de la sensibilité ou du mouvement, ou bien des deux à la fois, dans une portion plus ou moins considérable du corps.

Leur traitement est tout antiphlogistique. Après avoir extrait les corps étrangers, esquilles, pointes d'instrumens accessibles à nos moyens ordinaires, le chirurgien doit s'attacher à prévenir la myélite par d'abondantes évacuations sanguines, une diète sévère et des révulsifs internes et externes maniés convenablement.

Les plaies transversales par armes tranchantes au-dessus de l'os hyoïde, pénètrent quelquefois jusque dans la cavité buccale et donnent lieu à quelques accidens. On observe principalement une hémorrhagie assez forte, un grand écartement des lèvres de la division, et la sortie de la salive et des mucosités par l'ouverture traumatique. Le pronostic de ces plaies est grave à cause du grand nombre de parties sensibles et vasculaires que l'arme a coupées, à cause encore de la facilité avec laquelle les liquides de la bouche et le sang s'introduisent dans le larynx et y produisent de la toux et de la suffocation. L'indication principale est, après la suspension de l'hémorrhagie, de s'opposer à la sortie des liquides en plaçant une sonde œsophagienne à demeure. Il est préférable de faire passer cette sonde par l'une des narines, parcequ'elle n'occasionne pas de nausées, comme lorsqu'on l'introduit par la bouche, et qu'elle est plus facile à fixer.

Le larynx peut être le siège de blessures très variables pour la forme, l'étendue et la situation. Quand la plaie s'étend entre l'os hyoïde et le cartilage thyroïde jusqu'au pharynx, elle donne passage à l'air, à la salive, aux boissons, qui, pénétrant en partie dans le larynx, en même temps que le sang qui s'écoule des vaisseaux divisés, provoquent des efforts con vulsifs de toux, de suffocation, et même l'asphixie, si on n'y met obstacle; dans tous les cas, la parole, la respiration et la déglutition sont génées. Lorsque la plaie traverse les cartilages du larynx et pénètre largement dans sa cavité, la voix et la parole sont perdues, à moins qu'on ne rapproche le menton de la poitrine, mouvement dont l'effet est de s'opposer à la sortie de l'air par l'ouverture accidentelle, en mettant les lèvres de la plaie en contact. On sait que Paré parvint par ce moyen à faire prononcer à un garçon tailleur dont le larynx était complètement divisé, le nom de son meurtrier. Si le larynx est traversé de part en part, à l'hémorrhagie, à la perte de la parole et de la voix, se joignent les dangers de l'introduction des boissons et de la salive dans les voix aériennes. Les plaies du larynx sont généralement graves, et par l'hémorrhagie qui les accompagne habituellement, par l'inflammation qu'elles déterminent souvent dans tout l'appareil respiratoire, et par la difficulté qu'éprouvent les cartilages à se réunir. Si elles guérissent, elles laissent après elles de la raucité dans la voix, une grande disposition aux irritations laryngées, et parfois une fistule aérienne. La multiplicité des blessures et la complication de perte de substance aggravent encore le pronostic. Le traitement des plaies du larynx consiste d'abord et comme toujours à suspendre l'écoulement du sang et à attendre, avant de réunir par la suture et les autres moyens, que les efforts de toux aient expulsé les caillots de sang qui ont pu pénétrer dans les voies respiratoires; s'il y avait imminence de suffocation, on pourrait imiter la conduite du professeur Roux, c'est-à-dire aspirer avec la bouche le sang qui s'oppose à l'introduction de l'air dans la poitrine. Il faut ensuite mettre en action les moyens antiphlogistiques les plus propres à prévenir ou à combattre l'inflammation souvent intense des poumons et de leurs annexes. Dans le cas de communication entre le larynx et le pharynx par la plaie, la sonde œsophagienne à demeure jusqu'à cicatrisation est indiquée.

Les plaies du corps thyroïde n'offrent de spécial que l'hémorrhagie opiniâtre qui les accompagne. Si on ne veut pas s'exposer à une hémorrhagie consécutive, on fera bien de ne réunir ces plaies qu'après la certitude acquise que le sang est complètement étanché.

Les plaies un peu considérables de la trachée artère offrent les mêmes caractères que celles du larynx : hémorragie, épanchement de sang dans les cavités respiratoires, toux convulsive, suffocation, perte de la voix et de la parole. Le même mode de traitement leur est applicable. Quand la trachée est séparée en deux parties, le bout inférieur se retire profondément dans la poitrine, et le blessé peut succomber à l'asphyxie et à l'hémorrhagie grave qui ne manque pas de suivre cette section complète et cette rétraction. Les piqûres donnent lieu à un accident remarquable, l'*emphysème*, ou infiltration d'air dans le tissu cellulaire ; quand cet emphysème est peu considérable, il ne réclame aucun soin ; mais s'il a de la tendance à s'étendre et à envahir tout le corps, il faut débrider la plaie afin d'arrêter ses progrès, et donner ensuite issue à l'air par des scarifications.

Les plaies de l'œsophage ne peuvent pour ainsi dire exister, sans qu'il y ait en même temps lésion de la trachée artère ou des vaisseaux carotidiens. Ce sont surtout les lésions de ces derniers organes qui en font toute la gravité, car M. Bégin a prouvé l'innocuité de la section longitudinale de l'œsophage pratiquée pour l'extraction des corps étrangers, Lorsque l'œsophage est coupé complètement en travers, le bout inférieur s'écarte du bout supérieur dans une étendue de quatre à cinq centimètres, descend au dessous du sternum et rend très difficile l'introduction de la sonde œsophagienne destinée à rapprocher les deux extrémités séparées, et à conduire les liquides dans l'estomac. On reconnait que l'œsophage a été ouvert, à la douleur que le blessé éprouve en avalant et à la sortie des alimens et des boissons par la plaie. Lorsque la blessure de l'œsophage est simple, on se contente de prévenir les accidens inflammatoires par les antiphlogistiques, la diète, etc., et de ne fermer le plaie extérieure qu'après la cicatrisation de la plaie œsophagienne qui se fait longtemps attendre. Mais lorsque la plaie est grande, ou qu'il y a section complète, on ajoute à ces moyens l'emploi de la grosse sonde de gomme élastique.

§ III. *Des plaies de poitrine.*

Les plaies de poitrine sont très fréquentes à cause de l'étendue de cette région et souvent fort graves à cause de l'importance des appareils que renferme le thorax. Nous les divisons en celles qui atteignent seulement les parois (plaies non pénétrantes), celles qui traversent les parois sans endommager les organes contenus (plaies pénétrantes des parois), et en celles qui, après avoir traversé les parois, lèsent les viscères intérieurs (plaies pénétrantes des organes contenus).

1.° *Plaies non pénétrantes des parois thoraciques.* Les

plaies qui ne pénètrent pas le thorax réclament en général les mêmes soins que les autres solutions de continuité par armes piquantes et tranchantes. Cependant, comme ces plaies donnent lieu parfois à des phénomènes spéciaux et exigent un traitement à part, il est bon que nous disions un mot de ces cas extraordinaires. La blessure des artères thoraciques dans le creux de l'aisselle est suivie quelquefois d'un anévrysme diffus assez volumineux pour faire croire à la lésion de l'artère axillaire ; il suffit que le praticien soit prévenu de la possibilité de cette erreur pour qu'il l'évite à l'occasion. Dans le cas de plaies obliques très étroites arrivant jusque derrière les muscles pectoraux après un long trajet, on a observé, mais fort rarement, un emphysème circonscrit dû aux mouvemens alternatifs de contraction et de relachement des muscles inspirateurs ou expirateurs ; il faudra bien se tenir en garde, afin de ne pas diagnostiquer une plaie pénétrante, si l'on rencontre un semblable exemple dans sa pratique. Cet emphysème, qui est peu considérable en général, mais qui peut néanmoins occuper tout le devant de la poitrine, se dissipe de lui-même ; pour en arrêter la marche, il suffit de fermer la plaie des tégumens.

On doit surveiller avec soin les plaies des parois du thorax, afin qu'aussitôt qu'elles s'enflamment, on prévienne par un traitement énergique la formation d'abcès fort dangereux dans cette région. Si ces abcès se forment en dépit du traitement, il est essentiel de les ouvrir de bonne heure, dans la crainte de voir le pus fuser dans la poitrine ou dans le tissu cellulaire lâche qui unit les muscles pectoraux. Une complication fréquente de ces plaies est la présence au sein des parties d'une portion plus ou moins considérable de l'arme vulnérante qui s'est brisée sur les côtes, le sternum ou les vertèbres. L'examen de l'arme est, quand on peut se la procurer, le meilleur moyen de reconnaitre cette complication. A défaut de cette indication précieuse, le rapport du malade ou des assistans, la douleur que la pression produit et la dyspnée pourront la faire soupçonner. Je n'ai pas besoin d'ajouter que l'extraction de ces corps étrangers doit être promptement faite, afin de prévenir l'irritation et les abcès, conséquences de leur séjour prolongé dans la blessure.

2.° *Plaies pénétrantes des parois thoraciques.* Les plaies pénétrantes des parois thoraciques, lorsqu'elles sont simples, ne diffèrent pas beaucoup, quant à leur gravité et aux indications qu'elles offrent, des plaies non pénétrantes ; mais elles sont sujettes à des complications plus ou moins formidables qui en augmentent les dangers. Les chirurgiens qui nous ont précédés attachaient une grande importance à connaître la pénétration d'une plaie de poitrine, persuadés qu'ils étaient que la pénétration entraînait l'idée d'une haute gravité, et employaient un grand nombre de moyens souvent incertains, quelquefois dangereux, pour s'assurer si la plaie était ou non pénétrante : ainsi, la blessure était-elle étroite, oblique, sinueuse? On y introduisait des stylets, des sondes; on y poussait des injections d'eau tiède; ou bien, après avoir fait faire au blessé une inspiration profonde, on lui fermait la bouche et le nez, et on lui ordonnait de faire un violent effort d'expiration. Si la sonde ou le stylet se dirigeait du côté des plèvres et paraissait y pénétrer, si l'air par l'effort d'expiration faisait vaciller la flamme d'une bougie placée à l'orifice de la plaie, on prononçait qu'il y avait pénétration; si ces signes ne pouvaient être perçus, la plaie ne pénétrait pas. On conçoit facilement à combien d'erreurs on s'exposait en appuyant un jugement sur de telles bases : en effet, la plaie pouvait être pénétrante, et cependant le stylet ne pas arriver jusqu'à la cavité des plèvres et la flamme de la bougie ne pas osciller ; ensuite on courait le risque par ces manœuvres, et sans but utile, de détacher un caillot bienfaisant qui suspendait l'hémorrhagie d'un vaisseau, et d'irriter le trajet de la solution de continuité. Telle n'est pas la pratique des chirurgiens modernes. Si la plaie est large, droite, la vue, le toucher, le bruit de soufflet de l'air qui entre et qui sort à chaque mouvement respiratoire, font aisément reconnaître la pénétration. La plaie est-elle sinueuse, peu étendue en largeur et pénétrante en même temps, à quoi sert la certitude de cette dernière circonstance, si elle guérit bien et sans accident; et supposé qu'un accident se développe, la pénétration de la plaie est immédiatement prouvée. En résumé, établissons en principe qu'il faut s'abstenir de manœuvres inutiles et nuisibles tentées dans le but de se convaincre qu'une blessure est pénétrante, et qu'il faut dans le doute se conduire comme si l'on craignait les complications qui sont propres aux plaies pénétrantes.

Les accidens des plaies qui traversent les parois thoraciques sont l'emphysème, la hernie du poumon, l'hémorrhagie, les corps étrangers et l'inflammation.

L'emphysème ne s'observe que dans les plaies étroites, longues et obliques. Son mécanisme de formation est très-simple : pendant l'inspiration, l'air est appelé dans la cavité des plèvres par le canal que lui fournit la blessure; dans l'expiration, il rencontre sur sa route des obstacles qui l'empêchent de reprendre le même chemin pour sortir, et il s'infiltre dans les mailles du tissu cellulaire; chaque expiration introduisant une nouvelle quantité d'air dans ce tissu, le corps prend des dimensions considérables et devient informe. Mais comme cet accident est bien plus intense encore à la suite des blessures du poumon lui-même, c'est à propos de ces plaies que nous en ferons une description détaillée.

La hernie du poumon est un accident fort rare et assez peu grave en général; il est caractérisé par la sortie à l'extérieur du parenchyme pulmonaire. D'après les expériences de

Chélius, le bord seul du poumon pourrait s'engager dans une plaie pénétrante. Quand on a affaire à cette complication, il faut réduire en employant le débridement de la plaie, s'il en est besoin. On a souvent excisé des portions de poumon que l'on croyait gangrénées, parcequ'elles offraient une couleur livide et semblaient flétries ; il faut bien prendre garde de confondre cette lividité et ce dessèchement, qui tiennent plutôt à l'action de l'air qu'à l'étranglement, avec la véritable mortification. Cependant, si la gangrène était bien manifeste, on appliquerait une ligature à la base de la tumeur et on l'exciserait ensuite.

L'hémorrhagie particulière aux plaies pénétrantes est due à la blessure de l'artère intercostale. C'est un accident assez fréquent sur lequel l'attention des chirurgiens du siècle dernier s'est trop arrêtée. La seule gravité qu'il entraine est l'épanchement dans la cavité des plèvres du sang qui s'échappe de l'artère. Lorsque la plaie est large et directe, on le reconnaît facilement à l'écoulement d'un sang rouge et vermeil, que l'on fait cesser en comprimant le vaisseau avec les doigts sur le bord inférieur de la côte qui le loge. Mais lorsque la plaie est peu considérable et très-oblique, le sang, trouvant une issue plus libre du côté des plèvres, s'y engage et produit un épanchement dont nous étudierons bientôt les caractères, et qui peut être aussi le résultat de la blessure du poumon. Quand cet épanchement se manifeste, comment en connaître au juste la source, est-ce l'artère, est-ce le poumon qui fournit le sang ? La conduite du chirurgien est souvent embarrassante, car si l'artère intercostale est blessée, il faut aller à sa recherche en agrandissant la plaie ; si c'est le poumon, la plaie doit être exactement fermée. On a de grandes présomptions pour croire à l'hémorrhagie de l'artère, lorsque la plaie est dans la direction de ce vaisseau, que la comparaison de la plaie extérieure et de l'arme vulnérante montre que le poumon n'a pu qu'être effleuré et qu'il y a absence des signes caractéristiques de la blessure du poumon ; et il faut alors débrider la plaie et s'adresser à l'artère lésée, source de l'hémorrhagie. On s'est ingénié à multiplier les moyens propres à suspendre le cours du sang dans l'artère intercostale ; mais si, comme dit Chélius, l'art est riche en inventions de toutes sortes créées dans ce but, il est pauvre de moyens vraiment utiles et efficaces. Si on ne parvenait pas à lier cette artère comme toute autre, en la dégageant de la gouttière de la côte, il faudrait avoir recours, soit au procédé de Desault, qui consiste à engager dans la poitrine le milieu d'une compresse fine et solide, et à emplir de charpie le doigt de gant qui en résulte, de manière à faire un tampon serré qui comprime l'artère, lorsque les coins de la compresse sont tirés au-dehors; soit au procédé de Gérard, qui consiste à embrasser la côte et l'artère dans une anse de fil.

Il peut arriver que la pointe de l'arme vulnérante soit restée dans l'épaisseur d'une côte. Si des pinces peuvent saisir le corps étranger, il faut l'extraire par ce moyen. Dans le cas où l'instrument s'est cassé au niveau de l'os et fait saillie à l'intérieur du thorax, on peut, à l'exemple de Gérard, introduire dans la poitrine le doigt armé d'un dé en métal et pousser le corps étranger au-dehors. On doit encore avoir le soin d'extraire les esquilles qui entretiendraient nécessairement de l'irritation dans la plaie et seraient capables de blesser le poumon.

L'inflammation qui complique assez fréquemment les plaies pénétrantes offre de la gravité, à cause de son extension facile à tout l'appareil respiratoire. C'est au chirurgien à la prévenir par le repos absolu, le silence, la diète et les émissions sanguines générales ou locales, proportionnées à la force du sujet, à l'étendue de la blessure, etc., etc.

3.° *Plaies des organes contenus dans la cavité thoracique.*

Il est rare que les armes blanches pénètrent dans le thorax sans léser les divers organes qui y sont renfermés, et c'est cette lésion qui fait le plus souvent toute la gravité de ces plaies pénétrantes. Nous allons nous occuper maintenant des caractères propres à ces genres de blessures.

Plaies du poumon. Les accidens primitifs d'une plaie qui intéresse le parenchyme pulmonaire sont tout physiques et causés par la disposition anatomique de l'organe dont les principaux élémens sont une grande quantité de vaisseaux sanguins et de tubes contenant de l'air ; du thorax d'autre part, formé d'arcs osseux résistans et de muscles épais. De là résulte comme conséquence, hémorrhagie par les canaux bronchiques, et dans la cavité des plèvres, sortie du sang à l'extérieur par la plaie. En raison encore de cette même organisation, la simple division est cause suffisante pour donner lieu au développement de phénomènes inflammatoires consécutifs. En résumé, crachement de sang, sortie de ce liquide par la plaie extérieure ou son épanchement dans la cavité des plèvres, emphysème et inflammation, tels sont les accidens des plaies du poumon.

Le crachement de sang, signe réellement pathognomonique de la lésion des organes pulmonaires, se manifeste à l'instant de la blessure et dure souvent jusqu'à l'arrivée de l'inflammation ; il manque rarement. Le sang expectoré est vermeil, écumeux, quelquefois extrêmement abondant, proportionné du reste à la largeur et à la profondeur de la plaie.

La sortie directe du sang au-dehors n'est observée que dans les blessures très-étendues et directes. Le plus souvent, le sang, trouvant une voie plus facile du côté des plèvres, s'épanche dans leur cavité et c'est seulement lorsque cette cavité est remplie qu'il y a écoulement par la plaie du thorax. Ce symptôme ne suffit pas pour faire conclure que le poumon est atteint, mais uni aux autres, le crachement de sang, la direction de la plaie, etc., il leur donne une plus grande valeur.

L'épanchement de sang dans la cavité pleurale n'est pas non plus un symptôme propre aux blessures du parenchyme pulmonaire, car nous avons déjà vu qu'il pouvait être causé par l'ouverture de l'artère intercostale. Il peut encore être la suite d'une plaie du cœur et des gros troncs artériels et veineux qui abondent dans la poitrine. Cet épanchement, quand il est peu considérable, se fait au voisinage de la plaie et y est soutenu par le poumon. Quand il est abondant, il refoule cet organe contre la colonne vertébrale, et en empêche absolument les fonctions. Il est plus ou moins rapide suivant le volume du vaisseau qui le fournit : ainsi, le sang n'arrive-t-il que par un tout petit filet dans la plèvre, ce n'est que d'une manière insensible que la cavité se remplit; mais si c'est d'un gros tronc que le sang s'échappe et par une large ouverture, en un instant tout le thorax est plein, et le blessé meurt asphyxié, si la plaie ne fournit pas d'issue. On conçoit que les symptômes de cet épanchement doivent varier suivant son volume et la rapidité de sa marche. Quelquefois le blessé n'éprouve que de la gêne et un peu de dyspnée. Dans d'autres circonstances, l'effet d'un vaste épanchement se trahit par des symptômes nombreux propres, auxquels se joignent souvent les signes d'une hémorrhagie : le blessé est inquiet; il ressent un malaise général qui le force à changer incessamment de position; sa respiration est courte et suspirieuse; il ne se trouve un peu soulagé que lorsque le tronc est courbé en avant, et les attaches du diaphragme relachées; il ne peut rester couché sur le côté sain sans étouffer; il éprouve une pesanteur incommode à l'épigastre, et des douleurs vives à la base de la poitrine; la percussion donne un son mat dans tous les points occupés par l'épanchement; l'auscultation ne constate le bruit respiratoire qu'à l'origine des grosses bronches du côté blessé; ce côté prend des dimensions plus considérables que le côté sain; les espaces intercostaux s'élargissent; le foie, refoulé dans l'abdomen, si l'épanchement a lieu à droite, fait saillie au-dessous du rebord des fausses côtes; le pouls est petit, concentré, fréquent; la peau froide, décolorée, souvent couverte d'un enduit visqueux; les lipothymies et les syncopes se succèdent rapidement, et le blessé succombe à l'hémorrhagie, ou à l'asphyxie produite par la compression qu'exerce le sang épanché sur les poumons. Avec des symptômes aussi tranchés que ceux que nous venons d'énumérer, le diagnostic est facile, mais si l'épanchement est moins volumineux, il peut être méconnu. Une ecchymose d'un violet-clair qui se manifeste au bout de quelques jours à la base de la poitrine, a été donné par Valentin comme un signe constant des épanchemens sanguins du thorax, mais cette ecchymose est bien loin d'être constante, et quand elle n'apparait pas, on reste dans le doute. Lorsque l'épanchement ne va pas jusqu'à donner la mort, c'est-à-dire, si l'hémorrhagie s'arrête, le pouls se relève, les forces reviennent, la chaleur reparait, le danger présent est dissipé. Mais que devient le sang qui forme l'épanchement? S'il y en a une petite quantité, la partie liquide est pompée par les absorbans, le caillot reste; plus tard, il se produit à la surface des plèvres une sécrétion séreuse qui délaie une partie du caillot dont l'absorption s'empare, et ainsi de suite jusqu'à ce que tout soit entraîné dans la circulation. Si, au contraire, le sang est épanché en abondance, le caillot contenu dans les plèvres ne peut être absorbé, il devient corps étranger, et comme tel détermine l'irritation, l'inflammation du parenchyme pulmonaire et de la plèvre, et donne lieu à des accidens redoutables qui ne cessent que lorsque le sang épanché, en partie décomposé et mêlé à du pus et à de la sérosité, fait éruption à l'extérieur, soit par les bronches, soit par les parois thoraciques. Il est facile de concevoir à quels dangers le blessé est exposé pendant que ce travail d'élimination s'opère ; la mort survient même fréquemment avant qu'il ne soit achevé. Le blessé résiste-t-il, il lui reste pendant longtemps une fistule thoracique qui livre passage à un mélange de pus et d'air.

L'emphysème est un accident des plus fréquens à la suite des plaies du poumon. Le mécanisme de sa formation n'est plus le même que dans les plaies simples des parois ; en effet, dans les blessures des parois seulement, c'est l'air introduit pendant l'inspiration par la plaie qui est poussé dans le tissu cellulaire pendant l'expiration, tandis que dans les lésions du poumon, c'est l'air contenu dans l'organe qui est chassé par l'effort expirateur dans les mailles cellulaires. Quand la plaie est large, il n'y a souvent pas d'emphysème : l'air sort directement par l'ouverture des tégumens ; il en est de même dans le cas d'épanchement rapide et abondant, parce que le sang s'oppose à la sortie du gaz et par conséquent à son infiltration. Lorsqu'au contraire la solution de continuité est étroite, sinueuse, qu'il y a peu de sang épanché et cependant qu'un certain nombre de cellules aériennes sont ouvertes, l'emphysème se produit et donne lieu d'abord à de la gêne, de la dyspnée, de la suffocation, phénomènes qui sont dûs à ce qu'avant de pénétrer dans le tissu cellulaire, le fluide gazeux comprime les poumons. En gagnant de proche en proche l'infiltration de l'air finit, si on n'y met un terme, par envahir tous les organes, à distendre la peau outre mesure et à amener la mort par asphyxie. On peut se faire une idée de la quantité d'air que le tissu cellulaire peut renfermer, en lisant une observation de Littre, insérée dans les *Mémoires de l'Académie des Sciences* pour 1713 : il existait chez l'individu sujet de l'observation, un intervalle de onze pouces entre la peau et la face externe du sternum ;

l'air avait pénétré jusque dans l'intérieur des yeux et avait doublé le volume de ces organes. On reconnaît cet accident, qui ne peut arriver du reste que dans les deux premiers jours de la blessure (1), à une tuméfaction élastique, indolente de la peau, sans changement de coloration, produisant sous les doigts une crépitation due au déplacement de l'air dans les loges du tissu cellulaire.

Comme il est facile de s'en assurer au moyen du stéthoscope, l'inflammation est des plus fréquentes dans les solutions de continuité du poumon; cependant, entre une inflammation modérée qui ne dépasse pas les bornes nécessaires au travail de cicatrisation et une pneumonie qui occupe une grande partie des poumons, il y a une distinction à faire; la première se termine par résolution en quelques jours, tandis que la seconde conduit à des suites graves, ou par l'intensité des phénomènes généraux sympathiques qu'elle éveille, ou par l'étendue du parenchyme qu'elle rend impropre à l'hématose, ou encore par la suppuration à laquelle elle donne lieu. Si l'inflammation suppurative se borne au trajet sans s'étendre au voisinage, il n'y a pas grand péril: les phénomènes généraux sont peu intenses, le pus s'accumule, constitue un foyer circonscrit par les adhérences de la plèvre viscérale avec la plèvre costale, au niveau de la plaie des parois, et s'échappe bientôt par cette dernière, qui se rouvre pour lui donner passage; il peut encore prendre cours par les tuyaux bronchiques.

Une dernière complication des plaies du poumon est la hernie; nous avons parlé ailleurs de cet accident.

Les plaies du poumon sont extrêmement graves à cause de l'épanchement sanguin et de l'inflammation. Quand ces deux grandes complications ne se manifestent pas, on peut prédire

(1) D'après M. Reybard.

une terminaison heureuse. Lors même que la dernière existe et se termine par suppuration, il est quelquefois possible d'espérer la guérison. Cependant, il peut aussi arriver que le blessé s'épuise par l'abondance et la durée de la suppuration et qu'il meure dans le marasme. L'emphysème ne devient dangereux que lorsqu'il s'étend à tout le corps et menace d'asphyxie. La hernie du poumon, comme nous l'avons déjà dit, n'est pas un accident inquiétant.

Le traitement des plaies du poumon doit être énergique. On recommandera au blessé le silence et le repos le plus absolu; on le couchera les épaules élevées; on fermera la plaie le plus exactement possible par la suture et les bandelettes; on prescrira la diète, les boissons gommeuses; on pratiquera enfin des saignées générales, en les proportionnant à l'âge, à la force du sujet et à la profondeur de la plaie. S'il se fait un épanchement sanguin, il est, comme on le sait, bien important d'en découvrir la source. Est-ce l'artère intercostale qui le fournit; il est essentiel de débrider la plaie au besoin et de mettre un terme à l'hémorrhagie par les moyens indiqués, puis de faire sortir le sang épanché dans les plèvres en donnant au blessé une position telle que la plaie soit le point le plus déclive. La lésion du poumon est-elle la cause de l'épanchement; comme nous ne pouvons agir directement sur les vaisseaux qui laissent échapper du sang, il faut employer les seuls moyens en notre pouvoir, c'est-à-dire modérer l'impulsion générale du sang dans tout le système circulatoire, et exercer une compression sur les vaisseaux divisés par le sang épanché lui-même, en lui fournissant un point d'appui. On modère l'impulsion du sang par les saignées; on fournit un point d'appui à l'épanchement, en fermant hermétiquement la plaie. Cependant, une hémorrhagie rapide et abondante menaçant de suffocation fait exception à la règle générale que nous venons d'établir;

elle exige impérieusement que la plaie soit rouverte, afin qu'une petite quantité de sang s'en échappe. Aussitôt que les craintes de suffocation se dissipent, vite il faut refermer la blessure et répéter cette manœuvre jusqu'à ce que tout danger d'asphyxie soit éloigné. Aux saignées, à l'occlusion de la plaie, il est nécessaire d'adjoindre quelques autres moyens utiles comme l'air frais, les sinapismes, les vésicatoires, etc., etc. Lorsque le pouls se relève, que la chaleur reparait, signes qui annoncent que le sang cesse de couler, quelle est la conduite que le chirurgien doit tenir? Doit-il donner issue au sang épanché ou confier à la nature le soin d'en débarrasser la cavité des plèvres? Il n'y a, avons nous dit, qu'un petit épanchement qui puisse être abandonné à l'absorption; en laissant dans la cavité de la plèvre un caillot volumineux, on fait courir de grands risques au blessé parce que ce caillot joue le rôle de corps étranger irritant: il est donc nécessaire, dans ce dernier cas, de tirer au-dehors le sang épanché. Mais à quelle époque le fera-t-on? Sera-ce après vingt-quatre heures, deux jours, dix jours? En se pressant trop, on peut craindre de renouveler l'hémorrhagie, de ne pas parvenir à enlever les caillots durs et résistants qui emplissent les plèvres; en attendant trop longtemps, les phénomènes d'inflammation produits par la matière de l'épanchement peuvent se manifester avec beaucoup d'intensité et tuer le blessé; de plus, le poumon refoulé a contracté des adhérences dans sa nouvelle position et ne revient pas ensuite facilement sur lui-même. Il est bon d'éviter ces deux extrêmes et de choisir l'époque où le sang épanché commence à redevenir fluide, où le retour de l'hémorrhagie n'est plus à craindre, où les adhérences du poumon ne sont pas encore très solides, c'est-à-dire du troisième au cinquième jour de l'accident. Il reste encore deux points à fixer, c'est la manière d'ouvrir une voie à l'épanchement et le lieu d'élection : si la plaie est située dans un endroit qu'on peut rendre aisément déclive, nul doute qu'il ne faille la préférer au lieu de choix désigné par les auteurs pour l'opération de l'empyème. Quant à la grandeur à donner à l'ouverture, je pense que l'on doit se régler sur la densité du liquide à extraire ; si le sang est encore en grumeaux, bien qu'il soit possible de le dissoudre en partie par des injections d'eau tiède poussées dans la poitrine, il faut, à mon avis, faire une large incision, et craindre d'autant moins l'action de l'air introduit dans la cavité de la plèvre que le temps écoulé depuis l'accident est plus court, car le poumon revient alors assez aisément sur lui-même ; si au contraire l'épanchement est purulent et qu'il y a déjà quelque temps que la blessure est faite, il est indispensable, pour réunir le plus grand nombre de chances favorables, de pratiquer une ouverture très petite et de ne permettre au liquide contenu de s'échapper que par petites quantités à la fois, et à mesure que le poumon comble le vide par son expansion. Le pansement consiste, après cette évacuation, à placer sur la plaie faite par le chirurgien un linge fenêtré enduit de cérat, un gâteau de charpie, quelques compresses, et de maintenir le tout par un bandage de corps. J'indique ce pansement principalement à cause du linge fenêtré, partie essentielle qui retient les fragments de charpie qui auraient de la tendance à s'engager dans la cavité de la poitrine, et qui y produiraient des accidens dont on chercherait longtemps la cause.

L'emphysème ne demande à être traité que lorsqu'il est considérable : on arrête ses progrès en débridant la plaie étroite qui favorise son développement, et l'on évacue l'air infiltré au loin par des scarifications. Nous avons dit ce qu'il y avait à faire contre les hernies du poumon, nous n'y reviendrons pas ; nous ajouterons seulement que pour prévenir le retour de l'accident, il est utile d'appliquer une légère compression sur la plaie et même sur la cicatrice. Je n'ai pas besoin de rappeler, je crois, que s'il existait des corps étrangers, esquilles, pointes d'arme dans le poumon, il faudrait, si c'est possible, commencer par les extraire.

Si enfin une inflammation violente se déclare dans les plèvres et les poumons, il faut d'abord en écarter les causes, et l'attaquer ensuite par les saignées coup sur coup, les ventouses scarifiées, la diète, etc.

Plaies du cœur. Ces plaies ne sont pas essentiellement mortelles. On a constaté par des observations authentiques, que non seulement les lésions superficielles de la substance charnue du cœur sont susceptibles d'une terminaison heureuse, mais encore que les plaies pénétrantes de cet organe offrent des chances de guérison. Il a encore été démontré que certaines de ces plaies très-considérables n'ont amené la mort que quelques heures ou quelques jours après l'accident (1). Cependant, quoique capables de guérir, les plaies du cœur sont d'une extrême gravité, et exigent qu'on ne porte à leur égard qu'un jugement très-circonspect.

Il n'est pas toujours aisé de reconnaître que le cœur a été blessé; on est souvent réduit aux présomptions qu'il est possible d'appuyer sur le siége et la direction de la plaie, sur l'examen comparatif de l'arme et de la largeur de la division des parties molles extérieures. Dans d'autres circonstances, on peut baser un diagnostic certain sur l'existence d'une grande dyspnée, de fortes angoisses, de fréquentes lipothymies et syncopes, d'un pouls petit, misérable, irrégulier, d'un refroidissement général accompagné de sueurs visqueuses.

(1) Voyez, Histoire philosophique et médicale des causes essentielles et prochaines des hémorrhagies, par Latour, t. I, p, 75; — Œuvres de A. Paré, liv. X, chap. 32; — Observations de chirurgie de Saviard, annotées par Lerouge; — Mémoire sur l'abus de l'ensevelissement des morts, 1789, par Durande; — Observat. médic., lib. C, p. 118, Tulpius; — Observat. médic., cent. II, observ. 39, Rhodius; — Leçons orales de Dupuytren.

Le traitement des plaies du cœur consiste à fermer exactement la plaie, d'avoir ensuite recours à la diète absolue, au repos, au silence, au froid, aux émissions sanguines générales et locales, et d'insister pendant long-temps sur l'emploi de tous ces moyens. S'il existe un épanchement, on ne doit lui donner issue que le plus tard possible.

Plaies de l'œsophage dans sa portion thoracique. Ces plaies sont rares à cause du peu de largeur et du siége de ce canal. Lorsque l'œsophage est traversé, les matières qu'il est destiné à conduire dans l'estomac s'échappent dans le thorax et occasionnent des accidens fort graves qui ne tardent pas à amener la mort. Les signes rationnels de ces plaies sont une grande difficulté d'avaler, de la dyspnée, dépendant de l'épanchement des liquides dans la poitrine, et bientôt tous les phénomènes d'une inflammation intense du poumon et de la plèvre. Le signe pathognomonique est la sortie des boissons par la plaie; on conçoit qu'on a rarement occasion d'observer ce signe. Le pronostic de ces plaies est presque toujours mortel; cependant, si la lésion du canal est peu étendue, et si en même temps le poumon n'est pas blessé trop gravement, on peut espérer la guérison. La seule indication spéciale pour la blessure de l'œsophage est de placer une sonde à demeure qui conduise les liquides de la bouche à l'estomac jusqu'à ce que la cicatrisation du conduit naturel soit obtenue, et nous savons que cette cicatrisation est lente à s'opérer.

Les plaies des gros vaisseaux, tels que l'aorte, l'artère pulmonaire, les veines pulmonaires, caves et azygos produisent, pour peu qu'elles aient d'étendue, un épanchement promptement mortel. L'art n'a rien à opposer à une aussi fatale terminaison.

Les plaies du diaphragme n'ont pour ainsi dire aucune importance par elles-mêmes ; ce sont les lésions simultanées des organes thoraciques et abdominaux qu'elles accompagnent, qui doivent absorber toute l'attention du chirurgien. Du reste, le plus souvent, elles ne donnent lieu à aucun symptôme prédominant; cependant, on a observé quelquefois après elles une respiration entrecoupée, convulsive, des vomissemens et un rire sardonique que les auteurs considèrent comme signe caractéristique, et que le baron Larrey attribue à la blessure du nerf phrénique. Le traitement de ces plaies n'offre rien de spécial. Comme le plus ordinairement la plaie du diaphragme ne se réunit pas, il en résulte une ouverture arrondie faisant communiquer les cavités thoracique et abdominale et par laquelle une anse intestinale peut s'engager et s'étrangler. Une hernie de cette espèce est d'autant plus grave qu'il n'est aucun moyen de reconnaître la cause des accidens et que même en supposant cette cause connue, il n'y a moyen d'y remédier qu'en pratiquant la gastrotomie.

Plaies de la moëlle. Ce que nous avons dit des plaies de la portion cervicale de la moëlle s'applique parfaitement à celles de la portion dorsale; seulement la gravité du pronostic est moindre, parce que les lésions de fonctions sont moins étendues.

§ IV. *Des plaies d'abdomen.*

Nous divisons ces plaies comme pour la poitrine, en celles non pénétrantes des parois, en celles pénétrantes des parois et en celles pénétrantes des organes contenus.

1.° *Plaies non pénétrantes.*

Elles ne présentent pas d'autres symptômes et d'autres indications curatives que les plaies du reste du corps; seulement, si la solution de continuité est un peu large, les parois abdominales sont plus faibles à l'endroit de la cicatrice, et il est prudent, pour prévenir une hernie rendue facile, d'exercer pendant long-temps une compression sur le point affaibli au moyen d'un bandage herniaire approprié. Le chirurgien, dans le traitement de ce genre de plaies, doit se rappeler que le péritoine est bien proche, et que l'inflammation développée dans les parties divisées peut s'étendre à cette vaste membrane séreuse, et occasionner une complication des plus graves.

2.º *Plaies pénétrantes des parois.*

Les plaies simples, qui pénètrent dans la cavité péritoniale, peuvent guérir tout aussi bien que les plaies non pénétrantes; mais, par le seul fait de leur pénétration, elles réclament une surveillance attentive, car elles se compliquent fréquemment de la sortie de l'épiploon et de l'intestin, et de l'inflammation du péritoine. L'indication de la première complication est de faire rentrer dans le ventre les organes herniés. Les moyens de remplir cette indication sont différens, suivant que les parties déplacées sont médiocrement serrées dans la plaie, ou qu'elles y sont étranglées; dans le premier cas, il faut placer le blessé de façon à relâcher les muscles grands droits et à relever le bassin, et repousser successivement chacune des parties dans le ventre, d'un angle de la plaie à l'autre, en s'opposant en même temps au retour des portions rentrées; dans le second cas, la meilleure pratique est, après avoir fait plusieurs tentatives infructueuses de réduction par le taxis, d'agrandir la plaie par une incision, en un mot de débrider; mais il faut bien prendre garde de débrider trop largement, car plus la cicatrice future sera grande, plus on aura à redouter des hernies consécutives; c'est encore pour ce motif qu'il est de règle de diriger le débridement du côté de l'angle le plus élevé de la blessure. Quelques praticiens, voulant éviter le débridement, ont conseillé, si l'étranglement tient à la tuméfaction inflammatoire des lèvres de la plaie, de pratiquer des saignées locales, afin de diminuer ce gonflement et de réduire ensuite; si c'est aux gaz développés dans l'intestin hernié, de piquer cet intestin avec une aiguille fine ou grosse et même avec un petit trois-quarts; ces moyens sont, le premier souvent inefficace, le second dangereux. La seconde complication doit être prévenue par le rapprochement aussi exact que possible des surfaces opposées de la plaie, au moyen de la suture enchevillée et de la position, par le repos absolu, la diète, les évacuations sanguines, sur lesquelles on insistera d'une manière particulière, pour peu que les premiers phénomènes de la péritonite se manifestent.

3.° *Plaies des organes contenus.*

Plaies de l'estomac. Les différences de volume que présente l'estomac, suivant les individus et suivant l'état de réplétion ou de vacuité, empêchent de prononcer, d'après l'examen de la plaie extérieure, si ce viscère a été lésé ou non; il ne peut souvent y avoir que présomption, d'autant plus probable que l'arme a pénétré plus perpendiculairement et dans le voisinage de l'appendice xiphoïde. Lorsque la plaie des parois abdominales est assez large pour permettre d'apercevoir l'estomac, ou lorsqu'il y a hernie de la portion blessée, le diagnostic n'éprouve aucune difficulté; dans le cas contraire, on est réduit à des signes rationnels plus ou moins nombreux et plus ou moins certains. Ces signes sont: une douleur, dont l'intensité varie, dans la région épigastrique; des vomissemens de substance alimentaire mêlée à du sang, ou de sang pur; la sortie, par la plaie des parois, des mêmes matières et des gaz que contient souvent l'estomac; une tympanite légère, et, si la plaie est étroite, un emphysème circonscrit. A ces symptômes s'en joignent quelquefois d'autres plus graves, tels que sueurs froides, frissons, syncopes, spasmes, convulsions même, qui témoignent d'une grande perte de sang ou d'une lésion de filets nerveux importants. Les dispositions physiques de la blessure influent sur ces phénomènes; ainsi, dans une plaie étroite, l'épanchement des matières solides et liquides contenues dans l'estomac n'a pas lieu, la pression des parois et des viscères abdominaux y opposant une résistance suffisante; mais les gaz peuvent sortir et occasionner une tympanite ou un emphysème dans le tissu cellulaire voisin; dans les plaies larges, au contraire, l'épanchement des liquides et des solides se fait avec assez de facilité, et il y a, ou sortie de ces matières par la plaie extérieure, ou bien épanchement dans la cavité du péritoine, suivant que la plaie des parois est grande ou petite.

Les plaies d'estomac sont très-graves, surtout quand la blessure a lieu pendant l'état de plénitude de l'organe, et lorsqu'elle est large, car l'épanchement des matières alimentaires, qui en est ordinairement la conséquence, est mortel en quelques heures, par la violente péritonite qui se déclare. Pour les plaies étroites, il y a moins de danger, parce qu'elles ne donnent issue qu'à des gaz, et que ceux-ci, quoique irritans, ne produisent jamais une inflammation très-intense du péritoine. Si une petite quantité d'alimens s'échappe et forme un épanchement très-circonscrit, il est encore possible que la péritonite soit partielle, et qu'on obtienne une terminaison heureuse. Une complication qui ajoute à la gravité du pronostic, est la lésion d'un vaisseau assez volumineux pour fournir beaucoup de sang et déterminer, soit la mort par hémorrhagie, soit un épanchement sanguin, dont les suites, comme nous le verrons, peuvent être fâcheuses.

Le traitement des plaies peu considérables de l'estomac est celui des plaies pénétrantes simples, en insistant particulièrement sur le repos le plus absolu et les évacuations sanguines, dans le but de prévenir l'épanchement possible et l'inflammation de l'organe lui-même et du péritoine. Le blessé devra être mis à une diète complète, non-seulement d'alimens, mais encore de boissons; on trompera la soif en faisant sucer quelques tranches d'orange ou de citron, et on suppléera aux boissons par des lavemens émolliens, que plus tard, lorsque les premiers accidens seront conjurés, on rendra nourrissans; il ne faudra faire passer les alimens et les boissons par l'estomac que lorsque la solution de continuité sera parfaitement cicatrisée, c'est-à-dire après un long espace de temps. Lorsqu'il est possible de voir l'endroit lésé, on doit l'attirer au-dehors, à moins qu'il ne fasse hernie, et rapprocher les lèvres de la division au moyen de la suture. Pour un épanchement abondant et rapide, il n'y a rien à faire, l'art est impuissant devant la péritonite violente et mortelle qui en est la conséquence forcée. Pour un épanchement circonscrit, il est urgent de donner une issue prompte aux matières épanchées, afin de prévenir les suites de l'ouverture spontanée de l'abcès dans la cavité péritoniale. Nous dirons plus tard la conduite à tenir dans le cas de complication d'épanchement sanguin.

Plaies des intestins. Les intestins, en raison de leur masse considérable et de leur situation superficielle, sont très exposés à l'action des armes piquantes et tranchantes. Il n'est pour ainsi dire pas de plaie pénétrante de l'abdomen qui ne soit compliquée de leur blessure; cependant, il serait possible qu'une arme pointue et mince, après avoir traversé les parois abdominales, ait glissé entre deux anses intestinales sans les endommager.

Les auteurs s'accordent à donner comme signes de la blessure des intestins, des coliques plus ou moins fortes, des selles sanguinolentes et des vomissemens de même nature, un épanchement de gaz et de matières stercorales dans le péritoine, la sortie de ces matières par la plaie des parois, enfin tous les symptômes d'une entérite et d'une péritonite rapidement développés. M. Jobert de Lamballe, qui a fait des plaies intestinales une étude toute spéciale, considère plusieurs de ces signes comme infidèles ; ainsi, d'après lui, il serait rare que la plaie intestinale donnât lieu à un écoulement de sang assez considérable pour être apprécié dans les selles et dans les matières vomies. Cet auteur recommandable considère comme signes constants, la constipation pendant cinq et même dix jours, les vomissemens des matières alimentaires seulement (espèce de précaution de la nature), la sortie des gaz par la plaie et leur épanchement dans la cavité abdominale (tympanite), ou dans le tissu cellulaire (emphysème). Il a fait de plus une remarque fort importante sur laquelle le traitement doit se baser, c'est que les blessés tombent à l'instant du coup et répugnent à toute espèce de mouvement, comme s'ils sentaient instinctivement tout le danger d'un épanchement stercoral ; ils se plaignent et pleurent même, lorsqu'on les oblige à se remuer.

Ce qui fait surtout la gravité des plaies d'intestins, c'est l'épanchement des matières stercorales et alimentaires ; mises en contact avec le péritoine dans une certaine étendue, ces matières y déterminent une inflammation suraigüe toujours mortelle en très peu de temps. Mais même dans une plaie assez considérable, les matières dont nous venons de parler peuvent ne pas s'échapper du tout, ou former un petit épanchement, circonscrit en quelques heures par de bienfaisantes adhérences : la compression des viscères les uns contre les autres amène ce résultat, et alors la plaie intestinale guérit. On voit quelquefois plusieurs anses intestinales blessées simultanément contracter des adhérences, soit entr'elles, soit avec les organes voisins, et conserver après guérison des communications dans les endroits de contact ; c'est ainsi qu'une anse intestinale communique, ou avec une autre portion d'intestin, ou avec la cavité de la vessie, ou bien encore avec l'extérieur au travers des parois abdominales. Il résulte des deux derniers modes de communication la sortie de matières fécales par la verge, et un anus contre-nature, infirmités dégoutantes, dont la première est incurable. Quant à l'épanchement du gaz, il n'a pour effet, comme nous l'avous déjà dit, aux plaies de l'estomac, que d'irriter légèrement le péritoine. Lorsque le cœcum et le rectum sont blessés sans ouverture de la cavité péritonéale, l'épanchement qui se fait dans le tissu cellulaire de la fosse iliaque ou du bassin, bien que grave, puisqu'il provoque le développement d'un abcès stercoral, est loin d'être aussi dangereux que l'épanchement dans le péritoine.

Une indication des plus importantes dans les plaies intestinales est l'immobilité la plus complète du blessé, afin d'empêcher les matières de s'épancher ; car, comme le fait judicieusement observer M. Jobert, l'épanchement que l'on remarque à la suite de l'ouverture des intestins est dû plutôt aux mouvemens qu'on imprime au blessé pendant le transport qu'à la contraction de l'intestin qui, bien loin d'avoir de la tendance à se contracter, semble, sous l'influence de l'irritation de la blessure, se changer en tube inerte (1). Il est important encore de favoriser le vomissement des alimens contenus dans l'estomac et la constipation par les moyens appropriés. Si la plaie de l'intestin n'est pas à découvert, il n'y a rien d'autre à faire que de tenir le blessé dans le repos le plus absolu et de mettre en action les moyens propres à prévenir la péritonite et à la combattre énergiquement dans le cas où elle se manifesterait. Si la partie blessée de l'intestin est herniée, et la division des parois suffisamment large pour que l'œil ou des manœuvres bien ménagées découvrent la solution de continuité intestinale, il est indispensable de faire la suture, en suivant un des nombreux

(1) Il résulte de là qu'on tue infailliblement les soldats atteints de plaies d'intestins, quand on les transporte sans précaution ; c'est pourquoi le chirurgien doit mettre tous ses soins à ce transport, s'il est rendu absolument nécessaire.

procédés que l'art possède ; on maintient ensuite l'intestin au moyen des fils de la suture contre la plaie extérieure, qu'on ne ferme pas, afin, suivant l'expression heureuse de M. Jobert, de se ménager une fenêtre, par laquelle on voit ce qui se passe dans le ventre. L'épanchement d'air ou l'emphysème ne demande qu'un léger débridement et encore seulement quand il s'étend à tout le tissu cellulaire de la paroi abdominale antérieure.

Plaies du foie. Le foie peut être blessé à sa face convexe ou à sa face concave. La situation fixe de cet organe permet facilement de déduire sa lésion du siège et de la profondeur de la plaie extérieure. Outre cela, la blessure du foie a des symptômes propres qui peuvent servir au diagnostic. Lorsque la face convexe a été atteinte, ce qui ne peut avoir lieu que par la pénétration de l'arme au travers des espaces intercostaux de l'hypocondre droit, le blessé ressent une douleur vive qui s'étend souvent jusqu'à l'épaule droite et jusqu'au larynx ; lorsque c'est la face concave, la douleur se fait sentir vers l'épigastre et l'appendice xiphoïde ; dans les deux cas, au bout de quelques jours, on observe les phénomènes ordinaires d'une hépatite dont les terminaisons variables sont plus ou moins graves. Le sang qui s'écoule d'une plaie au foie produit fréquemment un épanchement sanguin, soit dans la poitrine, soit dans l'abdomen, épanchement qui ajoute à la gravité du pronostic. En général, les plaies du foie ont une terminaison fâcheuse et exigent de la circonspection dans le jugement qu'on est appelé à porter sur leurs suites. Le traitement de ces plaies est celui des plaies pénétrantes de l'abdomen, combiné au traitement de l'hépatite ; on y joint le traitement des épanchemens sanguins, si cette complication existe.

Quand la vésicule du fiel est assez largement ouverte pour que la bile qu'elle contient puisse s'en échapper, il en résulte un épanchement mortel auquel rien ne remédie.

Plaies de la rate. Il n'est possible de diagnostiquer les plaies de la rate que par la situation de la plaie dans l'hypocondre gauche et par la direction imprimée à l'arme vulnérante, car les troubles qu'une blessure occasionne dans cet organe parenchymateux, sont enveloppés d'autant d'obscurité que ses fonctions normales. Ce qu'on peut dire des plaies de la rate, c'est qu'elles sont très-graves, à cause de l'épanchement de sang qui en est la conséquence, pour peu qu'elles aient d'étendue. Il est même plusieurs chirurgiens qui les considèrent comme essentiellement mortelles par elles-mêmes. Elles doivent du reste être traitées de la même manière que les blessures les plus dangereuses des viscères abdominaux.

Plaies des reins. Les organes sécréteurs de l'urine peuvent être lésés, sans que le péritoine soit traversé, alors l'arme pénètre au travers des muscles de la région lombaire. Le diagnostic de la blessure des reins est basé sur le siège, la direction et la profondeur de la plaie, sur une douleur vive qui se propage dans les voies urinaires, douleur accompagnée d'hématurie, de rétraction des testicules et de tous les symptômes de la néphrite, enfin sur la sortie de l'urine par la plaie, si c'est la face postérieure de l'organe qui est atteinte. Lorsque le péritoine a été traversé, il s'y fait un épanchement d'urine rapidement mortel; dans le cas contraire, la plaie du rein est susceptible de guérison, mais elle a une tendance à rester long-temps fistuleuse. Le traitement de ces plaies consiste à prévenir les accidens inflammatoires par les antiphlogistiques maniés avec vigueur, et à s'opposer par des débridemens convenables aux infiltrations urineuses dans le tissu cellulaire.

Les plaies des uretères sont mortelles quand le péritoine est blessé en même temps, car il se fait un épanchement urineux suivi d'une péritonite qui tue en quelques heures; cependant, si dans une plaie de la région lombaire les uretères étaient simplement piqués, sans lésion du péritoine, il serait possible d'obtenir la guérison.

Plaies de la vessie. Quoique protégée par le pubis derrière lequel elle est comme retranchée dans son état de vacuité, la vessie peut être blessée par les armes piquantes qui pénètrent de haut en bas à l'hypogastre ou dans une direction opposée à la région périnéale. Quand elle est pleine, elle devient accessible à tous les instrumens plongés perpendiculairement entre le pubis et l'ombilic. Les symptômes qui caractérisent les plaies de la vessie sont, outre le siège et la direction de la plaie extérieure, une douleur qui chez l'homme se propage jusqu'au gland, et est souvent accompagnée d'érections et d'émissions d'urines rares et sanguinolentes, en partie par l'urètre, en partie par la plaie. Les complications sont l'ouverture de la cavité péritoniale et l'infiltration de l'urine dans le tissu cellulaire : La première complication n'a lieu que lorsque la paroi postérieure de la vessie est endommagée, elle entraîne nécessairement la mort par la péritonite intense qui suit l'épanchement urineux dans le péritoine ; la seconde complication ne s'observe que lorsque la plaie des parties molles extérieures est très-petite et la plaie de la vessie grande, lorsqu'encore le trajet est sinueux ; l'urine s'infiltrant alors dans le tissu cellulaire du bassin du périnée, des aines et des bourses, y détermine de vastes abcès gangréneux qui font courir au blessé les plus grands dangers.

Prévenir l'infiltration ou l'épanchement de l'urine, maintenir l'inflammation de la vessie dans de justes limites, telles sont les indications des plaies vésicales. On remplit la première en plaçant à demeure une sonde ouverte dans l'urèthre et en débridant les plaies étroites et sinueuses ; la seconde, en employant les antiphlogistiques avec énergie. Si l'on était appelé lorsque l'urine s'est déjà infiltrée dans le tissu cellulaire, il faudrait aussitôt, pour prévenir les abcès gangréneux, donner issue au liquide épanché par de larges et nombreuses scarifications.

Plaies des vaisseaux contenus dans l'abdomen. Les blessures des gros vaisseaux, tels que l'aorte, la veine-cave inférieure et la veine-porte donnent lieu à des hémorrhagies abondantes qui tuent le blessé à l'instant du coup, ou font précéder la mort d'anxiété, de syncopes, de sueurs froides et de convulsions. Cependant, lorsqu'une grosse veine est blessée dans une petite étendue, il peut arriver que l'hémorrhagie s'arrête, après qu'une certaine quantité de sang s'est épanchée dans le péritoine ou dans le tissu cellulaire lâche qui le double en arrière, et qu'il y ait guérison. On a d'ailleurs d'autant plus de chances de réussir dans ces hémorrhagies internes qu'on emploie de meilleure heure les moyens propres à les suspendre : une saignée jusqu'à syncope par exemple et de petites saignées pratiquées dans le but d'entretenir la faiblesse du sujet, lorsque, l'hémorrhagie étant arrêtée, on craint que l'impulsion de sang ne décolle trop vite le caillot qui bouche la plaie du vaisseau. Si ce sont des vaisseaux de moindre calibre qui sont lésés, le sang a un écoulement moins rapide, et comme Petit, le fils, l'a prouvé, il se rassemble en foyer circonscrit, à cause de la compression efficace que les organes abdominaux exercent naturellement les uns sur les autres. Dans les premiers temps de la blessure, cet épanchement n'occasionne que de la gêne dans les organes voisins de son siége et un sentiment de pesanteur éprouvé par le blessé ; mais bientôt il agit comme corps étranger irritant, provoque de la douleur, de la tension, de la fièvre ; la tumeur qu'il forme augmente de volume ; en d'autres termes, il se développe dans les parois du foyer une vive inflammation, d'où résulte, si le blessé ne succombe pas à l'intensité des phénomènes généraux, un abcès qui s'ouvre, soit au-dedans du péritoine (cas mortel), soit dans un intestin, soit enfin à l'extérieur (terminaisons favorables). Le traitement d'un épanchement de cette espèce consiste à en surveiller attentivement la marche, et dès le développement des premiers accidens inflammatoires, de donner issue à la matière épanchée.

Les plaies du pancréas, des capsules surrénales, des épiploons et du canal thoracique n'offrent aucun signe particulier; et, supposé qu'ils en offrissent, ces signes seraient complètement cachés derrière les phénomènes d'inflammation du péritoine. Il n'y a pour ces plaies aucune indication curative spéciale à remplir.

§ V. *Plaies des organes génitaux.*

La laxité et la sensibilité de la peau des bourses font que les piqûres qui affectent cette partie sont suivies d'une assez forte infiltration sanguine, et ont une grande tendance à s'enflammer. Les résolutifs et les réfrigérans suffisent, dans la plupart des cas, pour prévenir tout accident.

Le testicule, dont la texture est si délicate, ne peut être blessé, même légèrement, sans qu'on n'ait à craindre sa destruction complète par l'intensité de l'inflammation qui s'y développe; aussi doit-on déployer contre les plaies de cet organe glanduleux un traitement résolutif et antiphlogistique énergique. (1)

Les plaies des corps caverneux sont remarquables par un écoulement de sang abondant qu'il est facile du reste de suspendre par les réfrigérans, les styptiques et la compression. Il faut réunir ces plaies, comme celles des autres parties du corps, par les moyens ordinaires. Après la cure d'une plaie

(1) Une cause d'erreur de diagnostic, sur laquelle Jean-Louis Petit a attiré l'attention, est la hernie des conduits seminifères au travers d'une plaie de la membrane albuginée; il faut bien se donner de garde de prendre ces petits conduits pour des produits de l'inflammation dont ils ont l'apparence et de les tirer au-dehors.

qui présente assez d'étendue, la verge se courbe plus ou moins pendant l'érection, du côté de la cicatrice, et la fonction copulatrice est rendue, sinon impossible, du moins fort gênée; on a conseillé, pour remédier à cette infirmité, de faire une incision dans le corps caverneux au point diamétralement opposé de la cicatrice. Lorsqu'une portion plus ou moins considérable de la verge est détachée complètement, l'hémorrhagie est fort abondante et peut se terminer par la mort si l'on n'y remédie, soit par la ligature, la torsion, ou la cautérisation ; on doit dans ce cas introduire une sonde dans l'urèthre, et faire un pansement légèrement compressif qui consiste en un linge fenêtré, quelques légers plumasseaux de charpie et une croix de Malte assujettie par une bande étroite.

Les plaies de l'urèthre ont un signe distinctif qui empêchera toujours de les méconnaître, c'est, à l'instant de la miction, la sortie de l'urine par la plaie. Les plaies simples n'exigent aucun traitement particulier ; dans le cas de plaie étroite siégeant dans la portion prostatique ou membraneuse, il est utile de débrider le trajet de la blessure assez largement pour prévenir toute infiltration d'urine. S'il y avait perte de substance, il faudrait placer dans le canal une sonde de gros calibre destinée à soutenir la cicatrice future et à prévenir rétrécissemens et fistules.

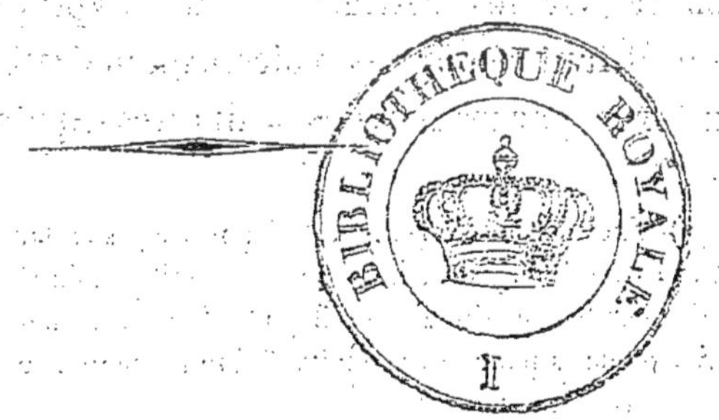

TABLE

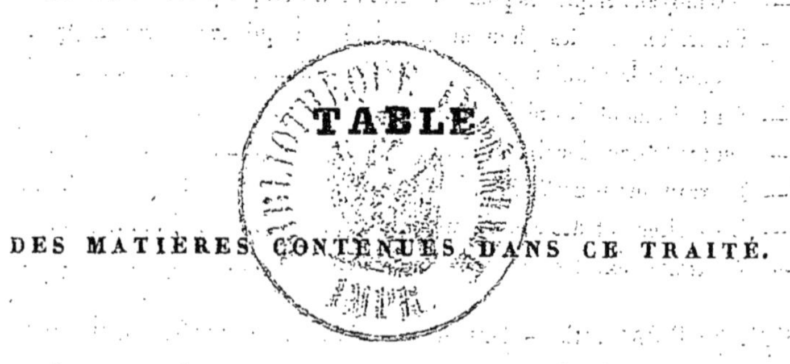

DES MATIÈRES CONTENUES DANS CE TRAITÉ.

www.ingramcontent.com/pod-product-compliance
Ingram Content Group UK Ltd.
Pitfield, Milton Keynes, MK11 3LW, UK
UKHW020117240726
13926UKWH00011B/1652

9 782016 175613